Soziales Entscheiden im MedAT

René Stefitz

1. Auflage Mai 2016

Zuschrifen und Kritik an:
TOKAstudent, Datfar Karal GesbR, Laurinweg 1, 6911 Lochau

TOKAstudent
Datfar Karal GesbR
Laurinweg 1
6911 Lochau

E-Mail: info@tokastudent.at
www.tokastudent.at

Vorwort

Die Medizin. Ein Begriff, der seit Jahrtausenden mit Hoffnung, Bewunderung und Respekt verbunden wird. ÄrztInnen genießen in der Gesellschaft hohes Ansehen und nicht selten kommen auch heute noch alteingesessene Redewendungen und Floskeln zum Einsatz, wenn es um die (ehemaligen) „Halbgötter in Weiß" geht. In Österreich stellt dieser Berufsstand jedes Jahr das Ziel von tausenden MaturantInnen dar. Kein anderes Studium an den österreichischen Hochschulen vermag es, so viele InteressentInnen zu den Studieninformationsveranstaltungen zu locken, wie das der Medizin. Doch die hohe Nachfrage hat ihren Preis. Ein Aufnahmeverfahren reglementiert, wer einen der begehrten, begrenzten Studienplätze bekommt und letztendlich schafft es nur ein Bruchteil, den ersten Schritt der Wunschkarriere zu gehen.

MedAT - eine harmlos Buchstabenkombination, die für viele AnwärterInnen jedoch monatelange Hingabe, Entbehrung und Verzicht bedeutet. Seit 2013 besteht das Auswahlverfahren zu den medizinischen Studiengängen nicht nur aus einer Überprüfung naturwissenschaftlicher Basiskenntnisse, sondern auch aus einer kognitiven Testbatterie. Die Fähigkeitsbereiche schlussfolgerndes Denken, Merkfähigkeit, Wortflüssigkeit und visuell-analytische Fähigkeiten werden durch dementsprechende Aufgabengebiete erhoben und durch einen Test des Textverständnisses ergänzt.

Im Jahr 2015 wurde dem MedAT nun ein neuer Testteil hinzugefügt: das „Soziale Entscheiden". Hierbei soll festgestellt werden, wie die einzelnen BewerberInnen in sozialen Situationen Entscheidungen treffen und welche Überlegungen sie dabei anstellen. Was auf den ersten Blick klingt wie die Beschreibung eines „typischen" Persönlichkeitstests, bei dem man keine richtigen und falschen Antworten abgeben kann, erweist sich problematischer als von vielen angenommen. Die Kombination aus dem Mangel von offiziellen Übungsbeispielen und Theorieerläuterungen, sowie der Einsatz eines Antwortsystems, welches „Fehler" in doppelter Form bestraft, stellten die BewerberInnen vor anspruchsvolle Aufgaben. Viele berichteten von Testergebnissen unter ihren Erwartungen und die damit einhergehende Enttäuschung, die Unsicherheit und der Zweifel über diesen neuen Aufgabenteil konnten sich bis ins Testjahr 2016 halten.

Das vorliegende Werk soll nun den Versuch darstellen, den Testbereich des sozialen Entscheidens im MedAT dieser Frustrationspotentiale zu berauben, die relevantesten wissenschaftlichen Theorien dazu zu erläutern, geleitete Übungsbeispiele bereit zu stellen und letztendlich anhand zweier Testsimulationen eine Vorstellung zu schaffen, wie dieser Test in der Praxis funktioniert. Denn im Gegensatz zu anderen Aufgabengebieten des MedAT reicht diesmal reine Übung und Erfahrung mit den Aufgaben nicht aus. Ein tieferes Verständnis für die Anforderungen und Kriterien der Fragestellung sind erforderlich, um auch in diesem Teilbereich ein gutes Ergebnis zu erzielen.

Unser Team aus Medizinern und PsychologInnen mit jahrelanger Praxis und Expertise in der Vorbereitung für medizinische Auswahlverfahren ist auch dieses Mal zuversichtlich, dass die Leserinnen und Leser dieses Buch mit Gewinn an Problembewusstsein, Erkenntnissen und Wissen für das Bearbeiten dieses Testteils studieren können. Vor allem aber sollen die Inhalte auch zum Nachdenken über die Grundlagen von Moral, sozialen Normen und Wertevorstellungen anregen und eine Unterstützung darstellen für die Entwicklung einer kritischen und reflektierten Denkweise.

Graz, Mai 2016

René Stefitz

Inhalt

1. Die Vorbereitung zum sozialen Entscheiden

Zum zweiten Mal wird im Jahr 2016 mit dem sozialen Entscheiden im MedAT eine Aufgabengruppe präsentiert, welche das zu überprüfende Fähigkeits– und Fertigkeitsspektrum der angehenden JungmedizinerInnen um eine soziale Komponente ergänzt. Die Aufgabe soll erheben, wie man in sozialen Situationen Entscheidungen trifft und vor allem welche Überlegungen man hierbei anstellt. Natürlich scheint es offensichtlich, warum es gerade in der Medizin bzw. auch in der Krankenpflege wichtig ist, „menschlich" denken und handeln zu können, Empathie zu zeigen und das Konzept der Perspektivenübernahme zu verinnerlichen. PatientInnen, Pflegepersonal aber auch ÄrztInnen profitieren von einer stabilen und harmonischen Beziehung untereinander, welche zum Teil nicht nur ausschlaggebend für ein geregeltes und angenehmes Miteinander ist, sondern auch oft die Basis für eine erfolgreiche Behandlung darstellt. Man arbeitet mit Menschen und man arbeitet für Menschen und dies auch oft an den Grenzen der Belastung. Kaum einem anderen Berufsbild wird so viel Mitgefühl und Philanthropie nachgesagt, wie dem der MedizinerInnen.

Es wirkt somit schlussfolgernd logisch, dass man nun neben naturwissenschaftlichem Fachwissen und allgemeinen kognitiven Fähigkeiten auch soziale Kompetenzen der BewerberInnen auf den Prüfstand stellt. Wissen kann man sich generell, genügend Zeit und Motivation vorausgesetzt, relativ leicht und strukturiert aneignen. Schwieriger wird es bei den kognitiven Fähigkeiten. Diese sind das Ergebnis von jahrelangen Entwicklungs- und Lernprozessen und entziehen sich einer kurz-

oder gar mittelfristigen Beeinflussung. Trotzdem kann das Auseinandersetzen mit den Aufgabenstellungen und Übung zu teils enormen Leistungssteigerungen in kognitiven Testverfahren führen. Auch sind spezifische kognitive Strategien (beispielsweise das Major-System zur Bearbeitung von Merkaufgaben) dazu in der Lage, die eigentliche Aufgabenanforderung zu vereinfachen oder sogar zu umgehen. Vielen Meinungen zum Trotz verbessern sich dabei allerdings nicht die zugrunde liegenden kognitiven Konstrukte, wie Gedächtnis, schlussfolgerndes Denken oder visuell-analytische Fähigkeiten, sondern der Umgang mit dementsprechenden Testaufgaben. Die berühmte pragmatische Aussage von Edwin Boring „Intelligenz ist das, was der Intelligenztest misst" fasst diesen Umstand unangreifbar zusammen und warnt gleichzeitig vor einer Überinterpretation kognitiver Leistungsindizes wie dem Intelligenzquotienten.

Wie sieht die ganze Sache aber nun mit der sozialen Kompetenz oder der moralischen Urteilsfähigkeit aus? Ist überhaupt eine Vorbereitung für dementsprechende Testverfahren, wie die neue Aufgabengruppe zum sozialen Entscheiden im MedAT, möglich? Kann man generell seine moralische Entwicklung fördern und wenn ja, wie? Tatsächlich handelt es sich hierbei um Fragen, welche bereits seit langem Gegenstand etlicher empirischer Forschungsbemühungen waren. Eine Metaanalyse (eine Zusammenfassung mehrerer wissenschaftlicher Studien mit gleicher Fragestellung) von Schläfli (1986) konnte 4 Faktoren feststellen, welche die Entwicklung sozialer Kompetenzen und das Niveau moralischer Urteilsfähigkeit fördern:

- „Training" muss sich über mehrere Wochen erstrecken, viele Problembearbeitungen enthalten und es erlauben, sich Zeit zu nehmen für eigene Überlegungen und Analysen.

- Unterschiedliche Meinungen und Ansätze sind wichtig für die Weiterentwicklung der eigenen Fähigkeit zur Perspektivenübernahme. Es muss versucht werden alle Konsequenzen der Situation bzw. der moralischen Entscheidung zu berücksichtigen. Manchmal ist sogar Streit und Konflikt vonnöten, um sich weiterzuentwickeln.

- Traditioneller Sozialkunde- oder Ethikunterricht unter Verwendung frontal-didaktischer Methoden hat praktisch keine Effekte. Die eigene aktive Beteiligung, das Nachdenken über die Konfliktsituation stellt eine der wichtigsten Voraussetzungen für Weiterentwicklung dar.

- Verbesserungen konnten eher bei älteren Personen als bei Jugendlichen oder Kindern festgestellt werden. Dies wird unter anderem auch mit dem sogenannten „Nachholeffekt" erklärt. Man geht dabei davon aus, dass sich ältere Menschen schon längere Zeit auf einer bestimmten Argumentationsstufe befinden und sich schon mit den Widersprüchlichkeiten ihrer Überzeugung und ihres Handels konfrontiert sahen. Sie sind sich teilweise dieser Unzulänglichkeiten bewusst und dementsprechend eher dazu bereit, sich auch wirklich weiterzuentwickeln.

Man geht also davon aus, dass es sehr wohl möglich ist, sich moralisch und sozial bewusst verbessern zu können. Diese Entwicklung benötigt jedoch Zeit, Anleitung und Übungs- bzw. Diskussionsmaterial und profitiert vom Meinungsaustausch mit anderen Personen. Belehrungen und Standpunktvermittlung schränken die notwendige Offenheit gegenüber alternativen Überlegungen ein. Ziele sind hierbei nicht die

Anerkennung moralischer Normen oder Erziehung bzw. das Bilden von spezifischen Wertvorstellungen, sondern der Aufbau von Auffassungs- und Urteilskompetenzen.

1.1 Was ist dieses Buch nicht?

Wir haben, und dies muss in diesem Zusammenhang auch ehrlich zugegeben werden, lange mit der Entscheidung, dieses Buch zu veröffentlichen, kämpfen müssen. Ohne an dieser Stelle auf die unterschiedlichen Ansichten und Meinungen bezüglich der Fairness und Sinnhaftigkeit des MedAT selbst einzugehen, halten wir es für notwendig, dass der Zugang zu den medizinischen Studiengängen reglementiert wird. Allein am Beispiel der Medizinischen Universität Graz, wo dieses Jahr knapp 3200 BewerberInnen um 360 Studienplätze kämpfen, kann man sich vorstellen, wie die Studienbedingungen aussehen würden, wenn alle zugelassen werden würden. Wir unterstützen Fairness und Gerechtigkeit im Auswahl- und Vorbereitungsprozess und sind für einen offenen Informationsfluss und Chancengleichheit für alle BewerberInnen. Allerdings ist die Vorbereitung zu Testverfahren zu sozialen Kompetenzen oder zur moralischen Urteilsfähigkeit unter vielen, auch ethischen Aspekten, anders zu bewerten als in etwa kognitives Training.

Natürlich ist man sich als BewerberIn im Vorhinein bewusst, dass Überlegungen wie „Ich handle so, weil mir das den größten Gewinn bringen würde, auch ohne Rücksicht auf andere Personen“, wahrscheinlich nicht die Antwortalternativen sein werden, für die man die maximale Punkteanzahl bekommen wird. Man wird sich wohl für andere, sozial erwünschtere Überlegungen entscheiden, auch wenn diese manchmal in

Konflikt stehen mit den eigenen, wirklichen Überzeugungen. Das aktive, bewusste Verstellen zum Zwecke der sozialen Zustimmung (in diesem Kontext zum Zweck der Punktemaximierung) steht dem Gedanken der Auswahl der geeignetsten KandidatInnen direkt gegenüber. Das Phänomen der sozialen Erwünschtheit ist natürlich auch beim sozialen Entscheiden allgegenwärtig. Die Testkonstrukteure haben sich während der Entwicklung des Untertests dieses Störfaktors angenommen und dementsprechend Aufgaben konzipiert, die derartige Antworttendenzen berücksichtigen. Auch wir werden in einem späteren Kapitel noch näher darauf eingehen. Allerdings soll dieses Buch nicht dazu dienen, sich rasch die theoretischen Grundlagen für eine effiziente Verstellung im Sinne der sozialen Erwünschtheit anzueignen. Zum einen ist dies aufgrund der Aufgabenkonstruktion nur sehr schwer möglich und zum anderen ist das Buch bewusst so konzipiert, dass man sich mit den einzelnen Themen und der Theorie auseinanderzusetzen hat, möchte man sie verstehen und anwenden. Es soll vermieden werden, dass unsere LeserInnen sich einen leichten, unechten Vorteil gegenüber sehr sozialen BewerberInnen schaffen. Es soll kein einfacher Weg geschaffen werden, wie man, unter Vortäuschung falscher Überzeugungen, die maximale Punkteanzahl erreichen kann. Dies würde gegen den Grundgedanken des Auswahlverfahrens verstoßen und auch gegen unsere Auffassung von Fairness.

Was dieses Buch ebenso nicht ist, ist eine vollständige, detailumfassende Zusammenfassung der wissenschaftlichen Literatur zu diesem Themengebiet. Bereits seit Jahrtausenden beschäftigen sich Denker, Gelehrte und WissenschaftlerInnen mit sozialen Entscheidungen und Moral. Allein die Publikationen seit den 1960er Jahren würden ausreichen, um mehreren Bänden von Büchern einen Inhalt zu bieten. Wir konzentrieren uns auf die für Auswahlverfahren relevanten Bereiche und legen unseren Fokus auf deren Anwendung im MedAT. Wir ermuntern und ermutigen unsere LeserInnen jedoch, sich weiter über Moraltheorien und deren empirische Befundlage zu informieren, und legen mit Literaturempfehlungen und einem Referenzverzeichnis die Basis für eigene kritische Nachforschungen.

1.2 Was ist dieses Buch?

Was Sie nun in den Händen halten, ist die Konsequenz vieler Anfragen von BewerberInnen des letzten Testjahres, die von ihren Ergebnissen im sozialen Entscheiden enttäuscht waren und teilweise ihre guten Leistungen aus den BMS oder den kognitiven Fähigkeiten hier nicht fortführen konnten. Das Buch soll vor allem eine Hilfestellung für all jene sein, die Schwierigkeiten mit dem Verständnis der Aufgabenanforderung hatten und vielleicht noch immer haben.

Wie man sich in etwa für den BMS durch das Erarbeiten der Stichwortlisten oder für den Gedächtnisteil der kognitiven Aufgaben durch das Aneignen und Verstehen unterschiedlicher Mnemotechniken vorbereiten kann, sollte man sich auch im sozialen Entscheiden verbessern können. Der Gedanke, dass dies nicht möglich ist und dass das eigene moralische bzw. soziale Urteil, die Basis des menschlichen Zusammenlebens, rigide und unveränderbar ist, wäre wohl eine sehr deprimierende Vorstellung. Wir sind überzeugt, dass dies nicht der Fall ist und stellen hier einen Weg vor, wie man seine eigene moralische Urteilsfähigkeit auf die Probe stellen und sich gleichzeitig gezielt auf diesen Untertest vorbereiten kann. Den Weg, allerdings, müssen Sie alleine gehen. Und dieser wird auch mit einigen Mühen, Aufwand und moralischen Stolpersteinen in Form von alternativen, konträren Ansichten verbunden sein. Denn eine aktive Auseinandersetzung mit unterschiedlichen Argumenten und Ansichten bildet die Grundlage jedweder Moralentwicklung und soll auch in diesem Buch, durch Übungen, Beispiele und Denkanstöße, gefördert werden.

Ähnlich wie es bei den kognitiven Fähigkeiten der Fall ist, ist eine Leistungsverbesserung beim sozialen Entscheiden aber auch durch Übung und Erfahrung mit der konkreten Aufgabenstellung begründet. Deshalb finden sich am Ende des Buches zwei Testsimulationen, welche auf den offiziellen Beispielen der Medizinischen Universitäten, den Erfahrungen des Vorjahres und den wichtigsten psychologischen Modellen zur Moralentwicklung basieren.

2. Das Konzept des sozialen Entscheidens

Dieses Kapitel soll erläutern, wie die praktische Aufgabenstellung und das dabei verwendete Antwortsystem funktioniert und soll einen ersten, basalen Überblick über die Anforderungen und die Kriterien geben. Auch wenn die Aufgabenstruktur und die beiden Übungsbeispiele des virtuellen medizinischen Campus bereits bekannt sein sollten, wird empfohlen, dieses Basiskapitel nicht zu überspringen. Es dient als Grundstein für alle folgenden Theorieerläuterungen und Übungsbeispiele.

2.1 Die Aufgabenstellung

Das Prinzip und auch der Aufbau der Aufgaben ähneln denen von moralischen Dilemmata (siehe dazu auch Kapitel 3). Es wird eine soziale Alltags- und/oder Berufssituation beschrieben, bei denen eine Person eine Entscheidung treffen muss. Ziel ist es sich in diese Situation und in diese Person hineinzuversetzen. Es werden danach insgesamt fünf Überlegungen zu der Entscheidungsfindung präsentiert. Die Aufgabe besteht nun darin, diese fünf Überlegungen der Wichtigkeit nach zu reihen. Beginnend mit der wichtigsten Überlegung (Rang 1) bis hin zur am wenigsten wichtigen Überlegung (Rang 5).

Im MedAT 2016 werden 10 solcher Aufgaben innerhalb von 15 Minuten zu bearbeiten sein. Insgesamt werden im sozialen Entscheiden 50 Punkte erreichbar sein, welche 10% der Gesamttestbewertung beeinflussen.

Das folgende Beispiel soll die Aufgabenstruktur veranschaulichen:

„Markus befindet sich in der Warteschlange eines Kaufhauses. Er bemerkt vor ihm eine ältere Frau mit Pelzmantel und mit einer sehr teuer wirkenden Handtasche. Als sie sich zur Kassiererin umdreht um ihre Rechnung zu bezahlen, fällt der Dame versehentlich eine 100 Euro-Banknote aus der Brieftasche. Markus ist hin- und hergerissen, was er tun soll. Wie wichtig sollten Ihrer Meinung nach die folgenden Überlegungen sein, die Markus bei seiner Entscheidung anstellt?"

Die Überlegungen dazu:

a.) Würde es einen empfindlichen Verlust für die Dame bedeuten, wenn ich ihr das Geld wegnehme?
b.) Wäre es nicht ein Verstoß gegen das Gesetz, wenn ich das Geld nehme?
c.) Wie würden meine Freunde an meiner Stelle handeln?
d.) Was könnte ich mir alles um die 100 Euro leisten?
e.) Was passiert, wenn ich erwischt werde?

Die Aufgabe ist es nun anhand unten abgebildeter Antwortbox den Überlegungen unterschiedliche Gewichtungen zuzuweisen. Unter Verwendung dieses Systems soll die wichtigste Überlegung den Rang 1 erhalten, während die am wenigsten wichtigste Überlegung den Rang 5 zugewiesen bekommen soll. Würde man zum Beispiel Überlegung a.) als am relevantesten einschätzen, müsste man die Zelle markieren, die sich aus der Spalte 1 und der Zeile a.) ergibt. Das Endergebnis muss eine eindeutige Reihung sein, bei der alle Überlegungen einen eigenen Rang zugewiesen bekommen haben. Es ist nicht vorgesehen, dass zwei Überlegungen denselben Rang bzw. dieselbe Wichtigkeit einnehmen können.

2.2 Die Anforderung der Aufgabe

Wie man rasch erkennen kann, handelt es sich bei dem Beispiel um eine einfach gestrickte Situation. Es ist leicht, sich in die Hauptperson hineinzuversetzen. Erste Hürde für das Verständnis der Aufgabenstellung ist jedoch die Aufgabenanforderung selbst. Es geht nicht darum zu entscheiden, was Markus/man tun soll(te). Die Entscheidungsalternativen werden zwar implizit vorgegeben: entweder Markus nimmt das Geld selbst oder er gibt es zurück. Beide stehen jedoch hierbei nicht zur Debatte und die Entscheidung zwischen ihnen ist aufgrund der Antwortmodalitäten auch nicht möglich. D.h. es geht nicht darum, die Entscheidung selbst, sondern die Prinzipien, welche hinter den zur Verfügung stehenden Überlegungen stehen, zu beurteilen. Dies ist insofern von Bedeutung, da die Aufgaben auch so konzipiert werden können, dass die wichtigsten Überlegungen nicht zwangsweise sozial erwünscht sein müssen.

Die zur Verfügung stehenden Überlegungen lassen folgende Implikationen und Rückschlüsse auf die Absichten der Hauptperson zu:

Überlegung a.) ⟶ Rang 1

Würde es einen empfindlichen Verlust für die Dame bedeuten, wenn ich ihr das Geld wegnehme?

Markus berücksichtigt bei seiner Entscheidung auch die negativen Konsequenzen, die sein Handeln für die ältere Dame haben könnten. Würde sie traurig, zornig oder enttäuscht sein, wenn sie den Verlust bemerken würde? Könnte es sein, dass sie sich durch den Verlust selbst Vorwürfe machen würde?

Eventuell verfügt sie, dem Anschein zum Trotz, nur über geringe finanzielle Mittel und das Fehlen von 100 Euro würde einen beträchtlichen Einschnitt in ihr Budget darstellen.

Überlegung b.) ⟶ Rang 2

Wäre es nicht ein Verstoß gegen das Gesetz, wenn ich das Geld nehme?

Markus bezieht die allgemein gültigen Gesetze und Normen in seine Überlegungen mit ein. Er hat akzeptiert und anerkannt, dass ein übergeordnetes Regel- und Ordnungssystem existiert, welches ihm das Behalten des Geldes verbietet. Er selbst denkt aber nicht an die Gründe, warum das Gesetz solche Taten verbietet. Der Gedanke an mögliche Konsequenzen für die alte Dame fehlt hierbei.

Überlegung c.) ⟶ Rang 3

Wie würden meine Freunde an meiner Stelle handeln?

Markus überlegt, wie seine Freunde, die in dem Sinne als Bezugspersonen fungieren, in seiner Lage handeln würden. In Situationen, in denen man unsicher ist, herrscht oftmals die Tendenz zur Erhaltung von Sozialbeziehungen. Markus sucht sich damit Hilfe und Unterstützung bei (wichtigen) Bezugspersonen und versucht zu antizipieren, ob er auch mit ihren Einstellungen und Überzeugungen konform gehen würde.

Überlegung d.) ⟶ Rang 4

Was könnte ich mir alles um die 100 Euro leisten?

Markus stellt seine eigenen Interessen in den Vordergrund und überlegt, welchen Gewinn er durch die Handlung haben würde. Was könnte er sich dadurch leisten? Wie hoch wäre sein Nutzen? Das sind Überlegungen, die reines Eigeninteresse signalisieren.

Überlegung e.) ⟶ Rang 5

Was passiert, wenn ich erwischt werde?

Markus versucht sich vorzustellen, wie groß sein eigener Nachteil wäre, sollte er erwischt werden. Würde man ihn bestrafen? Würde er ins Gefängnis kommen? Er akzeptiert, dass eine Autorität, in dem Fall das Gesetz, in der Lage ist, ihn für seine Taten zu bestrafen. Diese Überlegung gilt deshalb vor allem der Vermeidung von Strafe.

2.3 Das Antwortsystem und seine Tücken

Das Antwortsystem im sozialen Entscheiden repräsentiert sich testuntypisch als 5x5-Matrix. In den Zeilen sind hierbei die einzelnen Überlegungsalternativen abgebildet, während die Reihung über die Spalten erfolgt. Würden Sie zum Beispiel die Überlegung a.) als wichtigste Überlegung ansehen, müssten Sie das Kästchen markieren, welches sich aus der Zeile „a.)“ und der Spalte „1“ ergibt (siehe die unten folgende Beispielabbildung 1). Die Überlegungen dürfen jeweils nur einem Rang zugeordnet werden. Doppelreihungen sind nicht erlaubt.

Überlegungen	Reihung				
	1.	2.	3.	4.	5.
a.)					
b.)					
c.)					
d.)					
e.)					

→

Überlegungen	Reihung				
	1.	2.	3.	4.	5.
a.)	X				
b.)		X			
c.)			X		
d.)				X	
e.)					X

Abbildung 1. Die Reihung im Antwortsystem

Eine der Ursachen für enttäuschende Testergebnisse im sozialen Entscheiden 2015 war mit Sicherheit das Auswertesystem, welches hier zum Einsatz gekommen war. So gab es lediglich dann Punkte, wenn die Rangreihung einer Überlegung mit der jeweiligen Rangreihung der Musterlösung übereinstimmte. Dies führte dazu, dass ein Verwechslungsfehler zu einem Verlust von zwei Punkten führte. Bei zwei Verwechslungsfehlern würde man somit nur einen Punkt von fünf möglichen Punkten erhalten.

Da das soziale Entscheiden den Sinn hat, Antwortmuster und Entscheidungstendenzen der BewerberInnen zu erfassen, wirkt sich dieser Umstand dementsprechend gravierender aus. So würde auf der einen Seite jemand, der die Überlegungen immer nach demselben Schema reiht, zwar ein sehr gutes Ergebnis erzielen, wenn seine Vorgehensweise zutreffend ist, auf der anderen Seite könnte dies, bei einem falschen Antwortmuster, auch zu sehr schlechten Ergebnissen führen (siehe Abbildung 2).

		markiert	richtig	Punkte
Aufgabe 1		ABCDE	BACED	1
Detail	A	1	2	0
	B	2	1	0
	C	3	3	1
	D	4	5	0
	E	5	4	0
Aufgabe 2		EDBAC	DEBCA	1
Detail	A	4	5	0
	B	3	3	1
	C	5	4	0
	D	2	1	0
	E	1	2	0
Gesamtpunkte				**2 (von10)**

Abbildung 2. Das Auswertesystem anhand eines Beispiels

Die Kritik am Auswertesystem ist den TestentwicklerInnen mittlerweile bekannt. Auch gibt es in der Testkonstruktion alternative Auswerteverfahren, welche die Distanz der konkreten Reihung zur Musterreihung als Bewertungsbasis heranziehen. Somit wären Teilpunkte und damit differenziertere Testergebnisse möglich. Es gab bis dato allerdings noch keine offizielle Stellungnahme dazu, ob das Auswertesystem auch 2016 in der Form eingesetzt werden wird.

Wie bringt man aber nun die Überlegungen in die richtige Reihenfolge? Was wird als optimale Lösung angesehen und warum? Welche Theorie steckt hinter der Aufgabenstellung? Das sind die Fragen, mit der sich der folgende Theorieteil beschäftigt. Kehren Sie nach der Theorie zu diesem Beispiel zurück und versuchen Sie, praktisch und konkret die Rangzuteilung nachzuvollziehen.

3. Die theoretischen Hintergründe der Moral

Weder im Jahr 2015 noch im Jahr 2016 wurden, trotz zahlreicher Forderungen, Informationen bezüglich der Theorien veröffentlicht, auf denen die Aufgaben zum sozialen Entscheiden basieren. Dies führte natürlich in weiterer Folge zu Kritik und zahlreichen Diskussionen, da im Gegensatz zu den bekannten Systemen aus den kognitiven Aufgaben der Lösungsweg der Beispiele nicht hergeleitet werden konnte. Es fehlt die theoretische Basis, die Grundlage der Gewichtung der einzelnen Überlegungen. Aber natürlich haben sich die TestentwicklerInnen nicht willkürlich Aufgaben und Rangreihen selbst ausgedacht. Auch sie folgten und folgen den anerkannten Theorien der Moralentwicklung und der Sozialisation. Dieses Kapitel hat das Ziel, die einflussreichsten dieser Theorien vorzustellen und damit den Grundstein für deren Anwendung auf die konkreten Aufgaben im MedAT zu legen.

3.1 Soziale Normen

Zahlreiche unterschiedliche Definitionen von Moral und unterschiedliche Menschenbilder erschweren es, den Begriff als solchen eingeschränkt zu beschreiben. Ein Aspekt, der sich, der Uneinigkeit zum Trotz, bei nahezu allen Definitionen wiederfinden lässt, ist die geregelte Auffassung vom Sollen und Nichtsollen menschlichen Handelns – sogenannte soziale Normen. Menschliches Zusammenleben ist durch vielerlei Arten von Normen geregelt, welche unterschiedlichste Formen annehmen können. Gesetze, Verbote, Regeln, Gepflogenheiten, Verantwortlichkeiten gegenüber anderen Personen,

Sitten und Gebräuche aber auch religiöse Richtlinien können das Verhalten und das Miteinander von Menschen beeinflussen. Oft haben Normen einen wichtigen, für die Kultur bzw. die Primärgruppe zweckmäßigen Hintergrund, der ein Zusammenleben von Menschen mit unterschiedlichen Persönlichkeiten, Interessen und Ansichten fördert oder gar erst möglich macht. Anderseits können Normen aber auch zweckmäßig für die Stabilisierung und Autoritätserhaltung innerhalb von sozialen Systemen verwendet werden. Nur wenige Normen sind absolut kulturunspezifisch und können unverändert den Wandel der Umwelt und der Gesellschaft überstehen. So ist beispielsweise Monogamie in der westlichen Welt weit verbreitet, während in vielen anderen Teilen der Welt mehrere zumeist Partnerinnen von der Gesellschaft akzeptiert werden. Ob derartige Normen aber auch wirklich eingehalten werden, hängt von den Überzeugungen, der Motivation und auch den Fähigkeiten jeder Einzelperson ab.

3.2 Die Entwicklung der Moral

Wann werden nun aber Normen angewandt? Wie ist es möglich, dass sich unterschiedliche moralische Überlegungen und sogar der Norm entsprechende Prinzipien voneinander abgrenzen lassen? Schwierige Fragen, welche sowohl in der Psychologie als auch in der Philosophie auseinandergehende Theorieansätze hervorgebrachten hat. Insbesondere die Forschungen zur Moralentwicklung von Jean Piaget (1932-1983) und Lawrence Kohlberg (1927-1987) prägen das heutige Verständnis über die Entwicklung der Moral von egozentrischen Ansichten bis hin zu einem rational moralischen Individuum, welches nach ethischen Prinzipen handelt. Piagets Theorie der Moralentwicklung und Kohlbergs Stufenmodell der Moral gelten als einflussreichste Ansätze in diesem Themengebiet und stellen, nach wie vor, die Grundlage vieler weiterführender Forschungsbemühungen dar. Insbesondere bilden diese beiden Theorien aber auch die Basis zahlreicher Testverfahren zur moralischen Urteilsfindung und sollen im Folgenden näher erläutert werden.

3.2.1 Piagets Theorie der Moralentwicklung

Piaget erforschte die Entwicklung moralischer Ansichten von Kindern und Jugendlichen (für einen Überblick siehe Piaget 1948). Er fragte beispielsweise gezielt nach dem Ursprung und der Änderbarkeit von anerkannten Regeln, nach der gerechten Verteilung von Gütern und Pflichten und der Gerechtigkeit unterschiedlicher Strafen für ein und dasselbe Vergehen. So empfanden zwölfjährige Kinder es als ungerecht, wenn ihre Mutter ihnen noch zusätzlich die Haushaltsarbeiten der Geschwister auftrug, während nahezu alle sechsjährigen Kinder noch keinen Protest bei der Mutter einlegten. Die Moralvorstellungen der Kinder schienen von ihrem Alter abzuhängen. Dieser Unterschied basierte allerdings nicht auf einem fehlenden Verständnis für Gleichbehandlung. In einem anderen Versuchsaufbau wurde beim Ballspielen immer wieder dasselbe Kind geschickt, um den Ball zurückzuholen, wenn er zu weit weg rollte. Diesmal kam die Aufforderung allerdings nicht von einem Elternteil, sondern von den gleichaltrigen Mitspielern. Im Gegensatz zum vorherigen Versuch empfanden auch die Sechsjährigen dieses Verhalten als ungerecht. Den Unterschied machte diesmal die Autorität der Person aus, welche den Auftrag erteilte. Diese Schlüsselversuche und die Aussagen der Kinder („Ich müsste mit einer Strafe rechnen“) waren es, die Piaget zur Annahme einer stufenweisen Entwicklung der Moral inspirierten. Zahlreiche darauffolgende empirische Forschungsbemühungen konnten seine Ergebnisse replizieren und noch weiter ausbauen. So unterschied er letztendlich drei aufeinander aufbauende Phasen: die vormoralische Stufe, das Stadium der heteronomen Moral und das Stadium der autonomen Moral.

Stufe	Beschreibung	Typische Überlegungen
Vormoralische Ebene (Stufe 1)	Es fehlen gemeinsame Regeln, Normen, Verpflichtungen und Moralverständnis. Egozentrismus herrscht vor.	Werde ich bestraft, wenn ich das tue?
Heteronome Moral (Stufe 2)	Was andere Personen gutheißen, ist erlaubt. Regeln von Autoritäten gelten als unantastbar und unveränderbar.	Gibt es Regeln, die mein Handeln reglementieren?
Autonome Moral (Stufe 3)	Verständnis für den Grund von Regeln. Regeln sollen einen Zweck (das Zusammenleben fördern) erfüllen und sind nicht rigide sondern anpassbar.	Welche Auswirkung hat mein Handeln auf meine Umgebung? Was sind die praktischen Konsequenzen?

Abbildung 3. Das Modell der Moralentwicklung nach Piaget

Piaget postulierte, dass diese Stufenabfolge zwar unveränderbar ist, deren Entwicklung allerdings stark beeinflusst ist von den Umwelteinflüssen und von der vorherrschenden Kultur. Jeder Mensch muss vor Erreichen der autonomen Moralvorstellung die beiden vorherigen Stufen durchleben. Diese Erkenntnis lässt somit eine Bewertung von unterschiedlichen Handlungsabsichten zu.

Bezugnehmend auf die Situation von Markus aus dem Beispiel von Kapitel 1 kann man somit sagen, dass Gedanken wie „Was passiert, wenn ich erwischt werde?" dem vormoralischen Stadium zugesprochen werden können. Hier dominiert vor allem die Vermeidung eigener Nachteile bzw. das Suchen nach Vorteilen. Hervorzuheben ist die Unterscheidung der beiden letzten Moralstadien. Während man in dem heteronomen Moralstadium noch von unveränderbaren Regeln und absoluten Standpunkten (Pflicht als Gehorsam gegenüber Autoritäten) ausgeht, ist das Verständnis im autonomen Moralstadium reflektierter bezüglich der Sinnhaftigkeit der Regeln (Pflicht gegenüber Prinzipien). So wäre die primäre Überlegung von Markus im heteronomen Stadium „Man stiehlt nicht, weil es verboten ist", hingegen im autonomen Stadium: „Man stiehlt nicht, weil das dem Vertrauen der Menschen untereinander schaden würde". Obwohl die eigentliche Handlung (die Unterlassung des Diebstahls) dieselbe ist, kann aufgrund der Theorie der Moralentwicklung von Piaget eine Bewertung der Handlungsüberlegungen erfolgen.

3.2.2 Kohlbergs Stufenmodell der Moral

Lawrence Kohlbergs Forschungen beschäftigen sich mit der Entwicklung von Begründungen normativer Urteile (Kohlberg 1969; Kohlberg 1971; Kohlberg 1976a; Kohlberg 1976b; Kohlberg et al. 2008). Themengebiete seiner Arbeit waren vor allem die Richtlinien und die Ursachen der Entscheidungsfindung von Kindern und Jugendlichen (ein Überblick findet sich im Lehrbuch von Trautner 1997). Die Befragung zu sogenannten moralischen Dilemmata stellte die Methode dar, welche ihn letztendlich zu dem Schluss kommen ließ, dass es unterschiedliche, unveränderbare Stufen der moralischen Entwicklung geben muss. Dilemmata sind in der Moralforschung oft eingesetzte Situationsbeschreibungen, bei denen mehrere moralische Normen in Konflikt miteinander stehen. Das wohl berühmteste Dilemma ist das sogenannte Heinz-Dilemma.

„Das Heinz-Dilemma“

Die Frau von Heinz litt an einer schweren Krankheit, für die es nur ein einziges Heilmittel gab. Dieses wurde von einem Apotheker entdeckt, welcher es jedoch nur für ein Vermögen verkaufen wollte. Der Preis war tatsächlich so hoch, dass niemand mit normalem Einkommen es sich je hätte leisten können. Trotzdem gab Heinz nicht auf und bat Verwandte, Freunde und Bekannte ihm zu helfen und ihm das Geld zu borgen. Er konnte somit etwa die Hälfte des Geldes aufbringen und ging in das Geschäft des Apothekers. Dort erklärte er diesem die Situation seiner Frau und dass sie ohne das Medikament wohl bald sterben würde. Er versprach ihm, die andere Hälfte des Verkaufspreises so bald als möglich zu erstatten. Der Apotheker allerdings blieb unbeeindruckt und weigerte sich, Heinz das Medikament um den halben Preis zu verkaufen. Heinz liebte seine Frau sehr und beschloss, in die Apotheke einzubrechen und das Medikament für seine Frau zu stehlen.

Die Fragen die sich aus dem Dilemma ergeben und die Kohlberg seinen VersuchsteilnehmerInnen stellte, sind:

- Hat Heinz das Medikament stehlen dürfen? Wenn ja, warum?
- Ist es schlimmer, jemanden sterben zu lassen oder etwas zu stehlen? Warum ist es schlimmer?

- Hätte Heinz auch einen triftigen Grund für den Diebstahl gehabt, wenn er seine Frau nicht geliebt hätte?
- Würde es einen Unterschied machen, wenn er es für einen Fremden stiehlt? Wenn ja, warum?
- Hätte es einen Unterschied gemacht, wenn er das Medikament für seinen Hund benötigt hätte?
- Wie sollte ein Richter über den Diebstahl von Heinz urteilen? Sollte er freigesprochen werden?

Übungsaufgabe

Versuchen Sie die Fragen zum „Heinz Dilemma" für sich selbst zu beantworten. Nehmen Sie sich etwas Zeit und denken Sie in Ruhe darüber nach, wie Sie die Situation sehen und bewerten. Die wichtigsten Fragen sind hierbei natürlich die nach dem „Warum?". Bitte überlegen Sie aber auch, wie Sie zu Ihren Entscheidungsbegründungen gekommen sind. Wurden Ihnen Ihre Moralvorstellungen in dieser spezifischen Frage von Ihren Eltern vermittelt? Von Ihren FreundInnen? Was ist die Grundlage Ihrer Moralvorstellungen?

Wie man gut am Beispiel von Heinz erkennen kann, erfordern Dilemmata vom Leser bzw. der Leserin reflektiertes Denken, Perspektivenübernahme und schlussendlich auch die Entscheidung für eine Norm oder ein Prinzip. Vor allem waren es die Begründungen für das Vorziehen der einzelnen Entscheidungen, die Kohlberg interessierten und auf Basis derer er sein

Stufenmodell der Moral entwickelte. Seiner Theorie nach stellen die einzelnen Moralstufen Unterschiede in der Qualität des Denkens dar und bilden eine invariante, unumkehrbare Entwicklungssequenz. Sie können nicht durch Sozialisierungsprozesse verändert oder komplett aufgehalten werden und vorherrschende stufentypische Gedanken generalisieren sich auf alle Kontexte und Situationen. Im Verlauf etlicher Forschungsbemühungen konnten Zusammenhänge mit dem Lebensalter festgestellt werden: je älter die Menschen waren, desto höher war die Wahrscheinlichkeit, dass eine der hohen Moralstufen erreicht werden konnte.

Mittlerweile konnten seine Annahmen vielfach empirisch bestätigt werden, obgleich sein ursprüngliches Modell viele Abänderungen erfuhr, welche zumeist von Kohlberg selbst ausgingen. Er unterschied, ebenso wie Piaget, drei Ebenen der moralischen Entwicklung, welche er jedoch jeweils in zwei weitere Stufen unterteilte: die präkonventionelle Ebene (Stufen 1 und 2), die konventionelle Ebene (Stufen 3 und 4) und die postkonventionelle Ebene (Stufe 5 und 6). Diese Stufen beschreiben einzigartige moralische Orientierungsmuster, sind einzeln voneinander abgrenzbar und stellen qualitativ unterschiedliche moralische Entwicklungsniveaus dar. Deshalb wird aufgrund der Beschaffenheit des Antwortsystems in der Aufgabengruppe zum sozialen Entscheiden in weiterer Folge das Stufenmodell von Kohlberg für die Bearbeitung der Übungsbeispiele herangezogen. Die inhaltliche Gültigkeit des Modells von Piaget bleibt jedoch nach wie vor erhalten und dessen Verständnis soll als Grundlage für die erweiterte Nuancierung der Stufen im Kohlbergmodell dienen.

Nachfolgend finden sich eine Abbildung und die Beschreibung des einflussreichen und prägnanten sechsstufigen Moralmodells nach Kohlberg.

Das Stufenmodell der Moral nach Lawrence Kohlberg

Ebene	Stufe	Beschreibung
Präkonventionelle Ebene	**Autorität und Strafe (Stufe 1)**	Orientierung an der Vermeidung von Strafe und Nachteilen sowie der Gehorsam gegenüber Autoritäten. Die „Mächtigen“ bestimmen, was richtig und falsch ist.
	Naiver Egoismus (Stufe 2)	Zweckorientierung des eigenen Handelns. Anerkennung der Interessen anderer nur im Austausch mit eigenem Vorteil.
Konventionelle Ebene	**Soziale Orientierung (Stufe 3)**	Orientierung an der Erwartungshaltung von anderen Personen (Bezugspersonen, peers und andere Personen in derselben Situation). Konformität mit anderen Meinungen
	Regel- und Pflichtbewusstsein (Stufe 4)	Orientierung an allgemein gültigen Gesetzen, Regeln und Normen zum Zwecke der Erhaltung des Systems.
Postkonventionelle Ebene	**Verständnis eines Gesellschaftsvertrages (Stufe 5)**	Das System und dessen Gesetze sind nicht unwandelbar. Im Vordergrund stehen die eigenen, persönlichen Wertvorstellungen.
	Gewissens- und Prinzipienorientierung (Stufe 6)	Allgemein gültige ethische Prinzipien.

Die **erste Stufe** begründet Entscheidungen durch androhende Strafen und mächtige Autoritäten. Ob eine Handlung richtig oder falsch ist, hängt ausschließlich von ihren Konsequenzen für die handelnde Person und nicht von deren Auswirkungen auf soziale Beziehungen ab. Vermeidung von Strafe und Gehorsam gegenüber Macht und Autoritäten sind das vorherrschende Prinzip, welches passiv (ich gehorche den Autoritäten) oder aber auch aktiv (Ich bin die Autorität. Andere sollten mir gehorchen) gelebt werden können. „Das Recht des Stärkeren" wird in diesem Sinne wortwörtlich verinnerlicht. Beispiel: „Heinz darf nicht stehlen. Er muss das Medikament kaufen. Würde er von der Polizei gefangen, wäre niemandem geholfen."

In **Stufe zwei** stehen eigene Interessen im Vordergrund. Dabei könnte es sich zum Beispiel um Geldgewinne, aber auch direkte oder indirekte Vorteile in Situationen handeln. Fairness, Gegenseitigkeit, Sinn für gerechte Verteilung sind zwar vorhanden, werden aber stets pragmatisch auf einen Austausch von Gefälligkeiten („eine Hand wäscht die andere") oder aggressiven Handlungen („Auge um Auge, Zahn um Zahn") reduziert. So kann es vorkommen, dass auf Bedürfnisse von anderen eingegangen wird, wenn dadurch ein eigener Vorteil entsteht. In diesem Zusammenhang könnte auch die Aufhebung von Sanktionen bzw. eigenen Nachteilen als Vorteil der Handlung interpretiert werden. Beispiel: „Heinz sollte das Medikament stehlen, um seine Frau zu retten. Es ist zwar ein Verbrechen, er hätte aber nach wie vor seine Frau."

In der **dritten Stufe** herrscht die Tendenz zur Erhaltung von Sozialbeziehungen. Es ist wichtig, was andere denken bzw. dass das eigene Handeln konform ist mit der allgemeinen Meinung. Hierbei spricht man oft von der „good-boy" bzw. der „good-girl"-Mentalität. Man ist sich seiner Rollenbedeutung bewusst und versucht sich gegenüber den Erwartungen konform zu verhalten. Richtiges Verhalten ist Verhalten, welches anderen gefällt, ihnen hilft und von ihnen anerkannt und auch gelobt wird. Vor allem in unsicheren, nicht eindeutigen Situationen herrscht oft die Tendenz dazu, sich an den Ansichten von anderen Personen zu orientieren. Dies passiert nicht nur um sich weitere Informationen zu verschaffen, sondern vor allem weil man nicht will, dass man gegen die Erwartungen der Allgemeinheit oder spezifischer Primärgruppen handelt. „Würden die Freunde von Heinz von ihm erwarten, dass er das Medikament stiehlt? Was würden die Eltern seiner Frau dazu sagen, wenn er sie sterben lässt?“

Stufe vier erweitert die soziale Orientierung auf übergreifende Systeme wie Staaten oder Religionsgemeinschaften. Autorität, festgelegte Regeln und Aufrechterhaltung der sozialen Ordnung bilden den Orientierungsrahmen. Die Erhaltung des Systems und der im System geltenden Gesetze und Regeln sind oberste Priorität. Pflichtbewusstsein und Gehorsam gegenüber sozialen Systemen, Institutionen oder bestimmten Gruppen sind Markenzeichen dieser Entwicklungsphase. Es herrscht ein Verständnis dafür, dass allgemein gültige Reglementierungen notwendig sind, um trotz unterschiedlicher Überzeugungen, Weltanschauungen und Meinungen ein Zusammenleben zu ermöglichen. Im Einzelfall werden diese Normen und Regeln jedoch nicht hinterfragt, sondern man hält sich aus purem Glauben und Überzeugung daran (nicht zu verwechseln mit den Prinzipien aus Stufe 1, welche ausschließlich auf die Antizipation von Bestrafung ausgelegt sind). Beispiel: „Würde es gegen das Gesetz verstoßen, wenn Heinz das Medikament stiehlt?“

Die **fünfte Stufe** erreichen laut Kohlberg nur wenige Menschen. Hier werden die Gesetze und Regeln des Systems nicht als unanfechtbar und allmächtig angesehen. Man ist reflektiert im Umgang mit Konflikten zwischen den anerkannten Normen eines gesellschaftlichen Systems und individuellen Wertvorstellungen. Ebenso verlangt diese Stufe, im Gegensatz zu Stufe 4, eine konkrete Berücksichtigung der möglichen Konsequenzen der Handlung und distanziert sich von einer unreflektierten Einhaltung normativer Regeln. Utilitaristische Überlegungen werden auch als Anzeichen und Marker dieser Moralstufe gesehen. So wäre die Maximierung des wirtschaftlichen Gewinns eines Geschäftsmannes dann als Überlegung der fünften Stufe zu werten, wenn das Geld allen Mitarbeitern und Mitarbeiterinnen des Betriebes zugutekommt und dies auch vordergründig die Absicht des bzw. der UnternehmerIn ist. Beispiel: „Heinz ist sich der Gesetzlage bewusst. Er stiehlt aber trotzdem das Medikament, weil er seine Frau nicht leiden und sterben lassen will." (Anm.: Im Gegensatz zur zweiten Stufe geht es Heinz diesmal nicht um seinen eigenen Vorteil, sondern um das Wohlbefinden und das Schicksal seiner Frau.).

Es gibt nur wenige empirische Hinweise auf die tatsächliche Existenz der **sechsten Stufe** von Kohlbergs Stufenmodell. Tatsächlich orientiert sich diese Ebene an universellen, die gesamte Menschheit umfassenden ethischen Prinzipien. So legt man auf dieser Stufe nicht allzu viel Wert auf inhaltliche Normen und Regeln, sondern legt Verfahrensprinzipien fest, welche bei jeder einzelnen Situation zur bestmöglichen Entscheidung führen sollen. Solche Prinzipien können unter anderem sein:

- Das Recht auf Mitsprache aller von der Entscheidung Beteiligten und Betroffenen
- Objektivität und Unparteilichkeit in der Informationsbeschaffung
- Verhältnismäßigkeit der Konsequenzen und der dazu eingesetzten Mittel
- Möglichkeit der Entscheidungsänderung beim Auftauchen neuer Informationen

Taten und Aussagen von berühmten historischen Personen wie Albert Schweitzer, Mahatma Gandhi oder Martin Luther King werden mit dem Erreichen der letzten Stufe in Verbindung gebracht. In der Literatur oft auch als Beispiel genannt wird hierbei der berühmte kategorische Imperativ von Immanuel Kant: „Handle so, dass die Maxime deines Willens jederzeit zugleich als Prinzip einer allgemeinen Gesetzgebung gelten könne.“ (Kritik der praktischen Vernunft, § 7).

Übungsaufgabe

Versuchen Sie andere moralische Dilemmata zu finden. Denken Sie dabei an den Alltag, aktuelle politische Sachlagen oder eigene private Situationen. Machen Sie sich Gedanken dazu, welche Überlegungen in diesen Dilemmata eine Rolle spielen könnten. Versuchen Sie sich in die Standpunkte aller beteiligten Personen hineinzuversetzen und weisen Sie diese Überlegungen den Stufen aus Kohlbergs Modell zu.

3.3 Die Grenzen der Stufenmodelle

Vor allem die Kulturabhängigkeit des moralischen und sozialen Urteils wird als Gegenargument für die Gültigkeit der Stufenmodelle der Moral verwendet. So konnte in vielen asiatischen Stammeskulturen kein autonomes Moralniveau (vergleichbar mit den Stufen 5 und 6 des Kohlberg-Modells) festgestellt werden. Als Grund dafür werden die grundsätzlichen Unterschiede zwischen westlichen, individualistischen Kulturen und östlichen, kollektivistische Kulturen angesehen. Während in unserer stark westlich geprägten Kultur individuelle Menschen- und Freiheitsrechte besonders wichtig sind, stehen in vielen asiatischen Kulturen Pflichtgefühl und Verantwortung gegenüber der Gesellschaft im Vordergrund. Diese gegensätzlichen Wertvorstellengen führen dementsprechend zur Unangemessenheit der westlich geprägten Moraltheorien im asiatischen Raum.

Auch stellen Rollenerwartungen einen Moderator für die Anwendung aber auch für die Entwicklung moralischer Normen dar. Subsysteme, wie die eigene Familie, Berufsgruppen, Freundeskreise, politische Parteien oder Sportvereine, können unterschiedliche normative Regeln schaffen, welche unterschiedlichen moralischen Entwicklungsstufen entsprechen. Alle Menschen leben in einer oder mehreren dieser Subsysteme und übernehmen die darin vorherrschenden Denk- und Bewertungsschemata, welche wiederum mitbestimmen, was als moralisch „gut" oder „schlecht" bewertet wird. So stehen beispielsweise in der Geschäftswelt oft das Streben nach Gewinn und die Verfolgung von Eigeninteressen (Stufe 2) an erster Stelle, während in der Familie Fürsorge, Solidarität und Vertrauen (Stufe 3) erwartet wird. Mitglieder des Exekutivapparates eines Staates, wie Polizisten oder Richter, haben im Durchschnitt eine höhere Meinung von anerkannten Regeln und Gesetzen (Stufe 4). Die Mitgliedschaft in den einzelnen Subgruppen beeinflusst somit die gesamtmoralische Entwicklung und bestimmt letztendlich das moralische Selbst (siehe dazu Beck 2004).

Wie gesellschaftsabhängig moralische Entwicklung wahrgenommen werden kann, lässt sich anhand einer Theorie zur Abgrenzung männlicher von weiblicher Moral sehen. Carol Gilligan (eine frühere Mitarbeiterin Kohlbergs) unterschied männliche, abstrakte und situationsabhängige Moral von typisch weiblicher Moral mit Orientierung an Fürsorge, Mitleid, Liebe und Verantwortung. Empirische Bestätigung fanden ihre Thesen allerdings kaum (Gilligan & Attanucci 1988). Nur wenige Unterschiede konnten anhand dieser Einteilung festgestellt werden.

Moral und tatsächliches Handeln müssen auch nicht zwangsweise zusammenhängen. Manchmal, und dafür gibt es in der jüngsten Zeit leider genügend Beispiele, sind gerade diejenigen, die sich öffentlich am vehementesten für moralische Prinzipien einsetzen, diejenigen, die sich selbst am wenigsten daran halten. Das alleinige Wissen über Normen garantiert nicht deren Anerkennung. Allerdings konnte Kohlberg selbst zeigen, dass die Urteilsfähigkeit auf einer hohen moralischen Stufe (ab Stufe 5 des Kohlberg-Modells) mit besserem moralischen Handeln einhergeht. Zum Beispiel folgten nur wenige Personen, welche sich auf den letzten Stufen des Moralmodells befanden, im berühmt-berüchtigten Milgram Folter- und Gehorsamkeitsexperiment den Anweisungen der Autoritäten (siehe dazu Milgram 1963; Kohlberg 1976).

4. Die Anwendung der Stufentheorien im sozialen Entscheiden

Die qualitative Abgrenzung unterschiedlicher moralischer Entwicklungsphasen erlaubt tatsächlich eine Rangreihung konkreter Überlegungen, wenn sie, den vorgestellten Theorien entsprechend, einer der jeweiligen Stufen zugeordnet werden können. Die Zuordnung von Handlungs- oder Urteilsüberlegungen zu den einzelnen Stufen gestaltet sich aufgrund mehrerer Faktoren allerdings nicht immer einfach. Es erfordert ein tieferes Verständnis für die Abgrenzungskriterien zwischen den einzelnen Stufen um auch komplex formulierte Überlegungen eindeutig zuweisen zu können. Manchmal wird dies leicht und ohne Einschränkungen möglich sein, ein anderes Mal sich aufgrund von vielen unterschiedlichen Interpretationsmöglichkeiten schwierig gestalten. Vor allem wenn der Interpretationsspielraum es zulässt, dass man den einzelnen Alternativen zwei verschiedene Stufen zuordnen könnte, sollte man sich sicher sein, welche Kernaussage hinter den Überlegungen steckt. Die nachfolgenden Beispiele sollen veranschaulichen, wie die vorgestellten Theorien zur Moralentwicklung auf das Aufgabengebiet des sozialen Entscheidens im MedAT angewandt werden können.

4.1 Angewandtes Übungsbeispiel A

Sie sind Arzt und behandeln eine schwerkranke Patientin mit einem akuten Nierenleiden. Sie sind sich sicher, dass sie ohne eine rasche Transplantation die nächsten Monate nicht überleben wird. In einer Nebenfunktion sind Sie zudem noch Vorsitzender einer privaten Stiftung, die potentielle Spenderorgane vermittelt. Sie wären, wenn Sie ein paar Freundschaftsdienste einfordern würden, dazu in der Lage, die schwerkranke Frau auf der Transplantationsliste vorrangig zu reihen. Ihnen gehen, während Sie darüber nachdenken, folgende Überlegungen durch den Kopf. Welche sind nun Ihrer Meinung nach am wichtigsten?

Die Überlegungen dazu:

a.) Ich wurde vom Vorstand und von den Mitgliedern der Stiftung demokratisch gewählt. Ich muss sie doch nach bestem Wissen und Gewissen vertreten und sollte mich nicht in die Transplantationsreihung einmischen.

b.) Was würde passieren, wenn mich andere Mitglieder erwischen, wenn ich die Transplantationsliste manipuliere?

c.) Wie würde sich mein Stellvertreter in dieser Situation verhalten?

d.) Aber was würde mit jenen PatientInnen passieren, die auf der Transplantationsliste eigentlich vor meiner Patientin stehen…? Würde ich nicht ein Leben mit einem anderen „erkaufen“?

e.) Könnte ich meine todkranke Patientin wirklich retten und damit mein Ansehen als Arzt steigern?

Bevor wir unten die Auflösung präsentieren, versuchen Sie sich selbst in die Situation hineinzuversetzen. Versuchen Sie den Kern der einzelnen Überlegungen zu erfassen und sie mit Hilfe des Stufenmodells nach Kohlberg den moralischen Entwicklungsstufen zuzuordnen. Überlegen Sie zum Schluss auch, warum und aufgrund welcher Formulierung Sie die spezifische Überlegung der jeweiligen Stufe zugeordnet haben.

Auflösung Übungsbeispiel A:

Überlegung a.) ⟶ Stufe 4 (Regel- und Pflichtbewusstsein) ⟶ Rang 2

„Ich wurde vom Vorstand und von den Mitgliedern der Stiftung demokratisch gewählt. Ich muss sie doch nach bestem Wissen und Gewissen vertreten und sollte mich nicht in die Transplantationsreihung einmischen."

Sie stellen ihre Funktion als Vorsitzender und Ihre Pflicht dementsprechend zu handeln in den Vordergrund. Für Sie ist die Erhaltung des Organisationssystems wichtig und Sie wollen sie durch ihr Handeln nicht gefährden.

Überlegung b.) ⟶ Stufe1 (Autorität und Strafe) ⟶ Rang 5

„Was würde passieren, wenn mich andere Mitglieder erwischen, wenn ich die Transplantationsliste manipuliere?"

Sie fürchten sich davor, von anderen Mitgliedern dabei ertappt zu werden. Die Antizipation vor etwaigen Sanktionen ist Kern dieser Überlegung und soll abschätzen, wie hoch die Wahrscheinlichkeit ist, dass Ihnen ein Nachteil durch diese Handlung entsteht.

Überlegung c.) ⟶ Stufe 3 (sozialer Vergleich)⟶ Rang 3

„Wie würde sich mein Stellvertreter in dieser Situation verhalten?"

In dieser für Sie unsicheren Situation suchen Sie Halt und Rat bei anderen Personen. Sie versuchen abzuschätzen, wie sich

Ihr direkter Stellvertreter in derselben Lage verhalten würde. Dies hat nicht nur Informationsgewinn zum Ziel, sondern in erster Linie wollen Sie nicht gegen die Meinung und Ansichten Ihres Stellvertreters handeln.

Überlegung d.) ⟶ Stufe 5 (Verständnis eines Gesellschaftsvertrages) ⟶ Rang 1

„Aber was würde mit jenen PatientInnen passieren, die auf der Transplantationsliste eigentlich vor meiner Patientin stehen…? Würde ich nicht ein Leben mit einem anderen „erkaufen"?"

Sie machen sich die Konsequenzen Ihrer Handlung auf alle betroffenen Personen bewusst. Sie würden mit dem Vorziehen Ihrer Patientin höchstwahrscheinlich das Leben einer, ja vielleicht sogar mehrerer andere Patienten gefährden. Eine Transplantationsliste soll so gut, fair und gerecht als irgendwie möglich begrenzte Ressourcen in einer Notsituation verwalten. Sie haben dies verstanden und sehen es als unfairen Vorteil Ihrer Patientin an, wenn Sie sie vorrangig reihen würden.

Überlegung e.) ⟶ Stufe 2 (naiver Egoismus) ⟶ Rang 4

„Könnte ich meine todkranke Patientin wirklich retten und damit mein Ansehen als Arzt steigern?"

Bei dieser Überlegung geht es Ihnen ausschließlich um Ihren eigenen Gewinn, in dem Fall Ihre Reputation als Arzt. Das Schicksal der Frau, ob sie überlebt oder nicht, ist hierbei nur sekundär.

Aus den Angaben des Beispiels, der aus der Theorie abgeleiteten Zuteilung und Rangreihung der einzelnen Überlegungen ergibt sich folgendes Lösungsmuster:

Übungsbeispiel A		Reihung				
		1.	2.	3.	4.	5.
Überlegungen	a.)		X			
	b.)					X
	c.)			X		
	d.)	X				
	e.)				X	

Problemanalyse Übungsaufgabe A:

Vielleicht werden Sie auf die eine oder andere Formulierung gestoßen sein, die Unsicherheit bezüglich der Zuordnung bei Ihnen ausgelöst hat. Dies ist in diesem Beispiel zum Teil auch so gewollt. Im Folgenden soll auf spezifische Interpretations- und Deutungsfehler hingewiesen werden. Dazu sehen wir uns die einzelnen Überlegungen und potentiell möglichen Stolpersteine darin noch mal etwas genauer an:

Überlegung a.)

„Ich wurde vom Vorstand und von den Mitgliedern der Stiftung demokratisch gewählt. Ich muss sie doch nach bestem Wissen und Gewissen vertreten und sollte mich nicht in die Transplantationsreihung einmischen."

„Ich wurde … demokratisch gewählt." - Das Verfahrensprinzip der demokratischen Mehrheitswahl ist tatsächlich, per definitionem, sogar der sechsten und höchsten Stufe des Kohlberg-Modells zuzuordnen. Allerdings ist dieses Prinzip nicht der Grund für die Überlegung, sondern die Pflicht, die daraus entsteht, die Aufgaben des Vorsitzenden bestmöglich auszuüben. Die Handlungsüberlegung ist deshalb der vierten Stufe zuzuordnen.

Überlegung b.)

„Was würde passieren, wenn mich andere Mitglieder erwischen, wenn ich die Transplantationsliste manipuliere?"

„Was würde passieren, wenn mich andere Mitglieder erwischen,..." - Dieser Teil des Satzes lässt unter Umständen Implikationen in Richtung eines sozialen Vergleiches zu: „Was würden die anderen Mitglieder denken, wenn jemand die Liste manipuliert?". Allerdings steht in der gesamten Überlegung die Angst vor Strafe im Vordergrund. Es wird überlegt mit welchen Konsequenzen zu rechnen ist, wenn mich andere Mitglieder erwischen.

Überlegung d.)

„Aber was würde mit jenen PatientInnen passieren, die auf der Transplantationsliste eigentlich vor meiner Patientin stehen...? Würde ich nicht ein Leben mit einem anderen „erkaufen"?"

Diese Aussage steht im Zeichen der Sorge um andere Personen, wenn man die Liste tatsächlich manipuliert. Obwohl sie mit „Würde ich nicht ein Leben mit einem anderen „erkaufen"?" von einer negativen Konsequenz handelt, ist sie doch eindeutig der Stufe 5 und nicht der Stufe 1 (Strafvermeidung –

Vermeidung negativer Konsequenzen) zuzuordnen. Stufe 1 würde nur dann zutreffen wenn es eigene negative Konsequenzen sind, die erwartet werden können. Dies ist hier nicht der Fall, auch wenn man sich überlegen könnte, was passieren würde, wenn herausgefunden wird, dass ein/e vorrangig gereihte/r PatientIn stirbt und die Manipulation der Liste Ihrer Person nachgewiesen werden kann.

Überlegung e.)

„Könnte ich meine todkranke Patientin wirklich retten und damit mein Ansehen als Arzt steigern?"

„Könnte ich meine todkranke Patientin wirklich retten..." Obwohl das Wort „retten" natürlich Sorge um das mögliche Schicksal der Frau impliziert, deutet der Rest des Satzes doch eindeutig auf eine egoistische Überlegung hin. Der Sinn hierbei ist sich seinen eigenen Vorteil auszumalen, sollte die „Rettung" der Frau gelingen.

4.2 Angewandtes Übungsbeispiel B

Herr Huber ist seit einigen Monaten Lehrer für Mathematik an einem staatlichen Gymnasium. Unter anderem unterrichtet er auch in der Klasse 10b, die dafür bekannt ist, permanent den Unterricht zu stören, LehrerInnen zu beleidigen und den Klassenraum in regelmäßigen Abständen zu verunstalten. Es existiert anscheinend ein stillschweigendes Abkommen unter dem Lehrpersonal, dass der 10b deshalb unverhältnismäßig schwierige Prüfungen und Schularbeiten in den einzelnen Pflichtfächern vorgegeben werden. Herr Huber ist neu und unsicher, wie er sich in der jetzigen Situation verhalten soll. Welche der folgenden Überlegungen von Herrn Huber sind Ihrer Meinung nach am wichtigsten?

a.) Könnte die Direktorin der Schule mich für ein derartiges Verhalten suspendieren?

b.) Könnte ich mir durch das Vorgeben schwerer Prüfungen den Respekt und die Anerkennung meiner ArbeitskollegInnen sichern?

c.) Würde ich die 10b durch meine schwereren Prüfungen motivieren können und so ihre zukünftige schulische Laufbahn fördern?

d.) Bin ich aufgrund meines Dienstvertrages nicht verpflichtet, alle SchülerInnen gleich zu behandeln?

e.) Was wohl meine ehemalige Uniprofessorin von so einer Sache halten würde…?

Auflösung Übungsbeispiel B:

Überlegung a.) ⟶ Stufe 1 (Autorität und Strafe) ⟶ Rang 5

„Könnte die Direktorin der Schule mich für ein derartiges Verhalten suspendieren?"

Herr Huber versucht die Wahrscheinlichkeit abzuschätzen, mit der er von seiner Vorgesetzten für so eine Tat bestraft werden könnte.

Überlegung b.) ⟶ Stufe 2 (naiver Egoismus) ⟶ Rang 4

„Könnte ich mir durch das Vorgeben schwerer Prüfungen den Respekt und die Anerkennung meiner ArbeitskollegInnen sichern?"

Herr Huber überlegt sich, welchen Vorteil es für ihn mit sich bringen würde, wenn er der 10b schwere Prüfungen vorgibt.

Überlegung c.) ⟶ Stufe 5 (Verständnis eines Gesellschaftsvertrags) ⟶ Rang 1

„Würde ich die 10b durch meine schwereren Prüfungen motivieren können und so ihre zukünftige schulische Laufbahn fördern?"

Diese Überlegung berücksichtigt die mögliche Konsequenz, dass Herr Huber mit seinen anspruchsvolleren Prüfungen die SchülerInnen der 10b tatsächlich stärker fördern könnte. Er versucht diese mögliche Auswirkung seines Handelns auf die schulische Laufbahn seiner Schützlinge miteinzubeziehen.

Überlegung d.) ——→ Stufe 4 (Regel- und Pflichtbewusstsein) ——→Rang 2

„Bin ich aufgrund meines Dienstvertrages nicht verpflichtet, alle SchülerInnen gleich zu behandeln?"

Herr Huber erinnert sich an seinen Lehrauftrag und überlegt, ob er aufgrund der Reglementierungen seines Dienstverhältnisses nicht dazu verpflichtet ist, derartige Ungerechtigkeiten zu unterlassen. Wiederrum überlegt er hier nicht, welche Konsequenzen schwere Prüfungen für seine SchülerInnen haben könnten. Es geht allein darum, seine Pflicht zu erfüllen und die ihm auferlegten Regeln einzuhalten.

Überlegung e.) ——→ Stufe 3 (sozialer Vergleich) —→Rang 3

„Was wohl meine ehemalige Uniprofessorin von so einer Sache halten würde…?

Der Kern dieser Überlegung ist die Orientierung an den interpersonellen Erwartungen einer Bezugsperson, in diesem speziellen Fall der ehemaligen Professorin von Herrn Huber. Er versucht abzuschätzen, ob sie ein derartiges Verhalten gutheißen würde.

Aus den Angaben des Beispiels, der aus der Theorie abgeleiteten Zuteilung und Rangreihung der einzelnen Überlegungen ergibt sich folgendes Lösungsmuster:

Übungsbeispiel B		Reihung 1.	2.	3.	4.	5.
Überlegungen	a.)					X
	b.)				X	
	c.)	X				
	d.)		X			
	e.)			X		

Problemanalyse Übungsaufgabe B:

In der Analyse von Übungsbeispiel A wurde vor allem auf Interpretationsmöglichkeiten von diversen Formulierungen eingegangen. Bei diesem zweiten Beispiel liegt nun das Hauptaugenmerk auf indirekten Implikationen und logischen Schlüssen, die in diesem Fall zu Unsicherheiten führen könnten.

Überlegung b.)

„Könnte ich mir dadurch den Respekt und die Anerkennung meiner ArbeitskollegInnen sichern?"

Voraussetzung hierbei ist natürlich, dass Herr Huber den Respekt und die Anerkennung seiner KollegInnen anstrebt und dies deshalb als Vorteil gewertet werden kann. Als Vorteil könnte auch gewertet werden, wenn ein Nachteil aufgehoben wird (im Sinne einer negativen Verstärkung der klassischen Konditionierung).

Überlegung c.)

„Würde ich die 10b durch meine extraschweren Prüfungen motivieren können und so ihre zukünftige schulische Laufbahn fördern?“

Tatsächlich kann Herr Huber hier der unfairen Behandlung der 10b eine positive Seite abgewinnen. Wie bereits in Kapitel 1 beschrieben, geht es nicht darum zu entscheiden, ob Herr Huber der 10b schwerere Prüfungen vorgibt oder nicht. Die Aufgabe ist die einzelnen Überlegungen in eine relative Reihung zu bringen. Es gibt natürlich in diesem Fall theoretisch noch alternative moralisch hochstufige Überlegungen, die vielleicht auch sozial erwünschter wären und eine andere Entscheidung favorisieren. Zur Auswahl stehen diese allerdings nicht. Beschränken Sie sich auf die möglichen Überlegungen und versuchen Sie nicht, sich auf etwaige Gedankenexperimente über mögliche Eventualitäten einzulassen.

Überlegung d.)

„Bin ich aufgrund meines Dienstvertrages nicht verpflichtet, alle SchülerInnen gleich zu behandeln?“

Der Dienstvertrag des Lehrers wird hier als übergeordnetes Regelwerk des Systems angesehen. Es gibt viele unterschiedliche Formen, die Richtlinien anerkannter gesellschaftlicher Normen annehmen können. So könnte eine Ehe auch als Vertrag angesehen werden, in der beide Partner Rechte und Pflichten haben.

4.3 Das Dilemma der sozialen Erwünschtheit

Unter dem Begriff der sozialen Erwünschtheit versteht man die Tendenz seine eigenen Überzeugungen, Gedanken und Meinungen zu Gunsten von sozial anerkannten „gewünschten“ Normen und Ansichten zu verstellen. Im Grunde genommen beschreibt dieses Phänomen einen alltäglichen Prozess, welcher auch dazu genutzt wird, sich besser an soziale Systeme, Primärgruppen wie Schulklassen, Familien oder generell an die Gesellschaft anzupassen. Problematisch wird es allerdings, wenn unwahre, sozial erwünschte Antworten im Rahmen von Eignungstests oder Auswahlverfahren auftreten.

Volker Stocké fasst dieses Dilemma und einige Determinanten davon treffend zusammen:

„Die Abgabe sozial erwünschter Antworten kann die Gültigkeit der Testergebnisse ernsthaft gefährden. Dies trifft speziell für normativ geprägte Themen zu.“ (Stocké, 2004)

So stelle man sich vor, dass zum Beispiel äußerst aggressiven oder labilen Personen der Zugang zu Schusswaffen gewährt werden könnte, wenn sie bei dementsprechenden eignungspsychologischen Untersuchungen sozial erwünschte statt ehrliche Antworten geben würden. Die allseits bekannte Floskel „Es gibt hierbei keine richtigen oder falschen Antworten“ vermag es nur selten Ehrlichkeit und Aufrichtigkeit bei derartigen Testverfahren hervorzurufen. Natürlich gibt es, auf den Kontext bezogen, „richtige“ und „falsche“ Antworten im Sinne von Antworten, welche mich eher an mein Ziel bringen (in diesem Beispiel der Waffenschein) als andere. Auch beim MedAT wird es Rangreihungen der Überlegungen geben, für die man mehr oder weniger Punkte erhält.

Um Antwortverzerrung im Rahmen der sozialen Erwünschtheit einzugrenzen, gibt es in der Testkonstruktion unterschiedliche Ansatzmöglichkeiten. So ist auch in der offiziellen Aufgabenbeschreibung zum sozialen Entscheiden ein eindeutiger Hinweis auf derartige Mechanismen zu finden:

„Allerdings müssen die wichtigsten Überlegungen nicht zwangsweise auch sozial erwünscht sein. Es geht vielmehr um das Prinzip bei den Überlegungen." (Quelle: virtueller medizinischer Campus, Stand: 06.05.2016)

Selbstverständlich kann man an dieser Stelle nur Mutmaßungen bezüglich der exakten Methodik anstellen, welche hier zum Einsatz kommen soll. Denkbar wäre hier, dass mehrere Überlegungen aus ein und derselben Moralstufe zur Auswahl stehen könnten und man diese dann nach weiterführenden Überlegungen reiht. Ein anderer Weg wäre, dass, wie im Übungsbeispiel B schon teilweise angedeutet wurde, hochstufige Überlegungen zu sozial eher unerwünschten Entscheidungen formuliert werden. Besonders das Konzept des Utilitarismus bietet hier Nährboden für vielseitige Möglichkeiten. Ein sehr einprägsames Beispiel des Testverfahrens aus dem Jahr 2015, bei dem das Mobben eines Mitschülers mit der Überlegung „Könnte ihn mein Verhalten für seinen weiteren Lebensweg gegen derartige Mobbingattacken abhärten" gerechtfertigt wurde, erscheint mit Verständnis der Stufenmodelle der Moral nicht mehr vollständig abwegig.

Wie jedoch bereits erwähnt, ist weder die theoretische Basis des sozialen Entscheidens aus dem Jahr 2015 noch aus dem aktuellen Jahr 2016 offiziell bekannt gegeben worden. Unserer Ansicht nach wird und darf das auch nicht geschehen, da ansonsten die Gefahr bestünde, dass die Aufgabenmechanik analysiert und umgangen wird.

5. Übungsaufgaben zum sozialen Entscheiden

Ziel dieses Kapitels soll es sein, dass die im Theorieteil vermittelten Inhalte praktisch angewandt und geübt werden können. Nachfolgend findet sich eine Reihe von Übungsaufgaben zum sozialen Entscheiden.

Versuchen Sie die einzelnen Überlegungen mit den einzelnen Stufen des Moralmodells nach Kohlberg in Verbindung zu bringen. Überlegen Sie auch genau, welche der Formulierungen für Sie ausschlaggebend für Ihre Zuteilung waren. Um die Situation anwendungsrealistischer zu gestalten, wird Ihnen das Antwortsystem vorgegeben, welches auch beim MedAT zum Einsatz kommen wird. Die dazugehörigen Musterlösungen finden sich im Anhang dieses Buches. Da in diesem Kapitel Verständnis und Erfahrung mit unterschiedlichen Aufgabenarten und Überlegungen aufgebaut werden soll, arbeiten Sie mit Ruhe und ohne Zeitdruck.

Denkanstoß

Thema Euthanasie: Versuchen Sie sich vorzustellen, dass Sie Arzt an einer renommierten Klinik sind. Sie behandeln eine 90-jährige Patientin, die nach einem Schlaganfall künstlich ernährt werden muss und nicht mehr in der Lage ist, zu sprechen. Sie erkennen aufgrund ihrer Messwerte, dass sie dennoch Schmerzen hat und sehen tagtäglich das Leid und die Trauer ihrer Familie. Erinnern Sie sich an den Eid, den Sie geschworen haben und versuchen Sie mögliche Überlegungen, die Ihnen dabei durch den Kopf gehen, zu analysieren.

Übungsaufgabe 1

Als Monika aus der Trafik kommt, sieht sie, wie einem Mann, der ihr gerade entgegenkommt, ein Zettel aus der Tasche rutscht. Als sie ihn aufhebt, bemerkt sie, dass es ein Lottoschein mit vier richtigen Zahlen der aktuellen Woche ist. Monika ist unsicher, wie sie reagieren soll. Wie relevant sollten Ihrer Meinung nach die folgenden Überlegungen sein, die Monika bei ihrer Entscheidung angestellt haben könnte?

Überlegungen:

a) Würde jemand dahinter kommen, dass der Zettel nicht mir gehört?

b) Wäre ich nicht eigentlich dazu verpflichtet, den Zettel dem Eigentümer zurückzugeben?

c) Wie würde mein Mann an meiner Stelle entscheiden?

d) Würde ich damit alle meine Schulden begleichen können?

e) Würde der Mann das Geld vielleicht dingender benötigen als ich?

		Reihung				
		1.	2.	3.	4.	5.
Überlegungen	a.)					
	b.)					
	c.)					
	d.)					
	e.)					

Übungsaufgabe 2

Ein Wilderer der eine Familie zu ernähren hat, bricht dafür in ein Naturschutzreservat ein. Vor ihm steht der letzte weiße Tiger, der noch in freier Wildbahn lebt. Wenn er diesen Tiger jetzt erschießt, könnte er seine Familie mehr als ein Jahr lang versorgen. Er ist unsicher, wie er reagieren soll. Wie relevant sollten Ihrer Meinung nach die folgenden Überlegungen, die er bei seiner Entscheidung angestellt haben könnte, sein?

Überlegungen:

a) Würde ich meiner Familie nicht großes Leid zufügen, wenn ich den Tiger nicht erschieße?

b) Würde ich mir durch den Verkauf des Fells eine größere Wohnung leisten können?

c) Wie würde meine Familie entscheiden, wenn sie die Wahl hätte?

d) Liegt es denn nicht in meiner Verantwortung als Familienoberhaupt, den Tiger zu erschießen, um meine Familie zu ernähren?

e) Würde ich ins Gefängnis kommen, wenn ich von einem Ranger erwischt werde?

		Reihung				
		1.	2.	3.	4.	5.
Überlegungen	a.)					
	b.)					
	c.)					
	d.)					
	e.)					

Übungsaufgabe 3

Tom, Elena und Jakob sind am Abend nach dem Sternsingen auf dem Weg zur Kirche, um das gesammelte Geld abzugeben. Auf der Straße begegnet ihnen eine alte Dame, die noch spenden möchte, das Geld aber nicht in den Behälter wirft, sondern Jakob in die Hand drückt. Die drei Freunde sind unsicher, wie sie reagieren sollen. Wie relevant sollten Ihrer Meinung nach die folgenden Überlegungen sein?

Überlegungen:

a) Würden wir mit dem Geld ein neues, cooles Spielzeug kaufen können?

b) Würde der Pfarrer dahinter kommen, dass wir das Geld behalten haben?

c) Was würden unsere Eltern sagen?

d) Würde der Kirche dadurch ein Schaden entstehen, wenn wir das Geld behalten?

e) Müssten wir nicht christliche Werte vertreten und das Geld ebenfalls für Bedürftige spenden?

		Reihung				
		1.	2.	3.	4.	5.
Überlegungen	a.)					
	b.)					
	c.)					
	d.)					
	e.)					

Übungsaufgabe 4

Greenpeace Aktivisten sind unterwegs, um ein großes Fischerboot zu zerstören, um die Überfischung der Meere einzudämmen. Als sie auf dem Weg am Hafen zufällig den Fischer treffen, dem dieses Boot gehört, kommen sie ins Gespräch und erfahren, dass dieser kaum mehr Geld hat und dringend einen großen Fang am nächsten Tag benötigt. Eine Reparatur an seinem Boot könnte er sich nicht leisten und würde damit in Armut enden. Die Aktivisten sind unsicher, wie sie reagieren sollen. Wie relevant sollten Ihrer Meinung nach die folgenden Überlegungen sein?

Überlegungen:

a) Würden wir die Aktion nicht dringend für Medienpräsenz benötigen?

b) Würde der Fischer dahinter kommen, dass wir das waren?

c) Würde der Fischer Verständnis für unseren Standpunkt haben?

d) Würden wir durch unser Verhalten dem Fischer mehr schaden, als wir Nutzen bringen mit unserer Aktion?

e) Würde es nicht in unserer Verantwortung liegen, die Meeresbewohner zu schützen?

		Reihung				
		1.	2.	3.	4.	5.
Überlegungen	a.)					
	b.)					
	c.)					
	d.)					
	e.)					

Übungsaufgabe 5

Dr. Maier empfängt in seiner Ordination einen Patienten, der ihm gesteht, dass er nur simuliert, um am nächsten Tag nicht zum Personalgespräch mit seinem Chef zu müssen, da er Angst hat, gefeuert zu werden. Dr. Maier ist unsicher, wie er reagieren soll. Wie relevant sollten Ihrer Meinung nach die folgenden Überlegungen, die er bei seiner Entscheidung angestellt haben könnte, sein?

Überlegungen:

a) Würde jemand dahinter kommen und wäre meine Zulassung durch eine Krankschreibung gefährdet?

b) Wäre es nicht eine lukrative Einnahmequelle, vor allem Patienten krankzuschreiben, die ich nicht behandeln muss?

c) Würden meine KollegInnen den Patienten an meiner Stelle krankschreiben?

d) Wäre es nicht meine Pflicht, dies dem Arbeitgeber meines Patienten zu melden?

e) Würde der Firma des Patienten ein Schaden entstehen, wenn ich ihn für ein paar Tage krankschreibe?

		Reihung				
		1.	2.	3.	4.	5.
Überlegungen	a.)					
	b.)					
	c.)					
	d.)					
	e.)					

Übungsaufgabe 6

Frau Gruber erfährt von Ihrem Chef, dass sie heute die gesamte Arbeit allein bewältigen muss, da ihr Kollege für den heutigen Tag krankgeschrieben ist. Als sie in ihrer Pause jedoch in Facebook einen Post auf ihrer Pinnwand liest, wird ihr klar, dass ihr Kollege Peter gestern nur etwas zu wild gefeiert hat. Sie überlegt, wie sie nun reagieren soll. Wie relevant sollten Ihrer Meinung nach die folgenden Überlegungen, die sie bei ihrer Entscheidung angestellt haben könnte, sein?

Überlegungen:

a) Würde mein Kollege mich decken, wenn ich einen Tag blau mache?

b) Würde ich mich besser fühlen, wenn ich meinen Kollegen beim Chef bloßstelle?

c) Würde mein Kollege erfahren, dass ich ihn verpfiffen habe?

d) Muss ich meinem Chef die Wahrheit zu sagen?

e) Würde mein Kollege vielleicht gefeuert werden, wenn ich melde, dass er nicht wirklich krank ist?

		Reihung				
		1.	2.	3.	4.	5.
Überlegungen	a.)					
	b.)					
	c.)					
	d.)					
	e.)					

Übungsaufgabe 7

Wolfgang Moser hat schon seit längerem ein Verhältnis mit seiner Sekretärin und bittet seinen besten Freund, ihm ein Alibi für seine Ehefrau zu verschaffen. Dieser ist nun unsicher, wie er reagieren soll. Wie relevant sollten Ihrer Meinung nach die folgenden Überlegungen, die er bei seiner Entscheidung angestellt haben könnte, sein?

Überlegungen:

a) Würde Frau Moser es mir übel nehmen, wenn sie erfährt, dass ich sie belogen habe?

b) Würde Wolfgang auch weiterhin mit mir befreundet bleiben, wenn ich ihm nicht helfe?

c) Würde Frau Moser sich von ihrem Mann scheiden lassen, wenn sie die Wahrheit wüsste?

D) Die Ehe ist ja auch ein Vertrag und bedeutet die Verpflichtung, die Wahrheit zu sagen. Sollte ich Wolfgang überzeugen, seine Untreue zu gestehen?

e) Würde Wolfgang auch dasselbe für mich tun?

		Reihung				
		1.	2.	3.	4.	5.
Überlegungen	a.)					
	b.)					
	c.)					
	d.)					
	e.)					

Übungsaufgabe 8

Flüchtlingskrise: Die EU will mehr Flüchtlinge in der Türkei unterbringen, weil zu viele Flüchtlinge das Sozialsystem überlasten würden. Die Türkei nimmt es aber mit den Menschenrechten nicht immer so genau. Das EU-Komitee ist nun unsicher, wie es entscheiden soll. Wie relevant sollten Ihrer Meinung nach die folgenden Überlegungen, die es bei ihrer Entscheidung angestellt haben könnte, sein?

Überlegungen:

a) Würde es den Flüchtlingen in der EU besser gehen als in der Türkei?

b) Würde die Türkei von der EU dafür andere Gefälligkeiten verlangen?

c) Wäre es mit der Menschenrechtskonvention vereinbar, die Flüchtlinge in der Türkei zu lassen?

d) Würden alle Mitgliedsstaaten die Idee gutheißen?

e) Würde es rechtliche Konsequenzen haben, die Flüchtlinge nicht aufzunehmen?

		Reihung				
		1.	2.	3.	4.	5.
Überlegungen	a.)					
	b.)					
	c.)					
	d.)					
	e.)					

Übungsaufgabe 9

John hat sich über das AMS für einen Job als Malermeister beworben und wäre bestens geeignet für diese Stelle. Die Vermittlungsdame hat allerdings dem Arbeitgeber noch nicht von einer Jugendstrafe im Gefängnis erzählt. Sie ist unsicher, wie sie entscheiden soll. Wie relevant sollten Ihrer Meinung nach die folgenden Überlegungen, die sie bei ihrer Entscheidung angestellt haben könnte, sein?

Überlegungen:

a) Wie würde meine Kollegin handeln?

b) Würde John mir dankbar sein, wenn ich seine Jugendstrafe verschweige?

c) Würde es Konsequenzen für mich haben, wenn ich verschweige, dass John eine Jugendstrafe im Gefängnis abgesessen hat?

d) Würde John den Job nicht bekommen, nur weil er im Gefängnis war?

e) Wäre ich nicht verpflichtet, dem Arbeitgeber alles über Johns Vergangenheit zu berichten?

		Reihung				
		1.	2.	3.	4.	5.
Überlegungen	a.)					
	b.)					
	c.)					
	d.)					
	e.)					

Übungsaufgabe 10

Frau Gruber steht bei der neu ausgebauten Bank in ihrem Dorf und möchte am Schalter Geld abheben. Der Bankangestellte gibt ihr versehentlich zu viel Bargeld heraus. Sie ist unsicher, wie sie entscheiden soll. Wie relevant sollten Ihrer Meinung nach die folgenden Überlegungen, die sie bei ihrer Entscheidung angestellt haben könnte, sein?

Überlegungen:

a) Würde der Mitarbeiter im Nachhinein bemerken, dass er mir zu viel Geld gegeben hat?

b) Wäre es nicht meine Pflicht, den Irrtum bekannt zu geben?

c) Würde ich mit dem Geld eine lang geplante Anschaffung endlich machen können?

d) Würden andere an meiner Stelle den Irrtum aufklären?

e) Würde der Bankangestellte am Ende des Tages Probleme bekommen, wenn das Wechselgeld in der Kassa nicht stimmt?

		Reihung				
		1.	2.	3.	4.	5.
Überlegungen	a.)					
	b.)					
	c.)					
	d.)					
	e.)					

Übungsaufgabe 11

Christiane hat auf Grund einer falschen Angabe in ihrem Lebenslauf die Chance, ihren Traumjob zu bekommen. Christiane ist unsicher, wie sie reagieren soll. Wie relevant sollten Ihrer Meinung nach die folgenden Überlegungen, die sie bei ihrer Entscheidung angestellt haben könnte, sein?

Überlegungen:

a) Was würden meine Eltern dazu sagen, dass ich gelogen und so meinen Job bekommen habe?

b) Wäre es die einzige Möglichkeit für mich, jemals an meinen Traumjob zu kommen?

c) Würde mein Chef bemerken, dass ich ihn angelogen habe?

d) Gehört es sich nicht eigentlich, meinem Chef immer die Wahrheit zu sagen?

e) Würde ich meinem Chef und den Unternehmen damit schaden, wenn ich den Job trotz der Lüge annehme?

		Reihung				
		1.	2.	3.	4.	5.
Überlegungen	a.)					
	b.)					
	c.)					
	d.)					
	e.)					

Übungsaufgabe 12

Tom soll für seinen Chef ein halbes Jahr ins Ausland gehen und die Firmenleitung einer Tochtergesellschaft übernehmen. Seine Frau und seine Kinder könnten allerdings nicht mitkommen und müssten in Österreich bleiben. Tom ist unsicher, wie er reagieren soll. Wie relevant sollten Ihrer Meinung nach die folgenden Überlegungen sein, die er bei seiner Entscheidung angestellt haben könnte?

Überlegungen:

a) Würde ich meiner Familie damit schaden, wenn ich sie so lange alleine lasse?

b) Was würden meine ArbeitskollegInnen bei so einem Angebot tun?

c) Wäre es die Gelegenheit für mich, gleich auch eine Beförderung zu bekommen?

d) Ist es nicht wichtiger, das Wohl meiner Familie an erste Stelle zu stellen?

e) Würde meine Familie es mir übel nehmen, wenn ich sie für ein halbes Jahr alleine lasse?

		Reihung				
		1.	2.	3.	4.	5.
Überlegungen	a.)					
	b.)					
	c.)					
	d.)					
	e.)					

Übungsaufgabe 13

Familie Huber steht vor der Entscheidung, die 85 jährige Oma ins Pflegeheim zu bringen oder sie weiterhin unter großem finanziellen Aufwand zu Hause zu pflegen, da sie sich schon seit längerer Zeit nicht mehr selbst versorgen kann. Oma möchte aber gerne im Kreis der Familie bleiben und nicht ins Pflegeheim ziehen. Familie Huber ist unsicher, wie sie reagieren soll. Wie relevant sollten Ihrer Meinung nach die folgenden Überlegungen, die sie bei ihrer Entscheidung angestellt haben könnte, sein?

Überlegungen:

a) Würde Oma uns bestrafen, indem sie uns aus dem Testament streicht, wenn wir sie ins Pflegeheim bringen?

b) Wäre der Alltag leichter für uns, wenn wir Oma ins Pflegeheim bringen?

c) Wie hätte Opa entschieden, wenn er noch leben würde?

d) Liegt es nicht in der Verantwortung der ganzen Familie, die Großeltern im Ruhestand zu versorgen?

e) Wäre es für Oma gesundheitlich besser, zu Hause gepflegt zu werden?

		Reihung				
		1.	2.	3.	4.	5.
Überlegungen	a.)					
	b.)					
	c.)					
	d.)					
	e.)					

Übungsaufgabe 14

Die Tierschutzorganisation PETA plant einige Hühner aus einer Legebatterie in Ungarn zu befreien. Allerdings ist diese Aktion sowohl illegal, als auch ein großer Verlust für die armen Bauern, die sehr wenig Geld mit ihren Hühnern verdienen. PETA überlegt bei einem letzten Meeting, wie sie vorgehen sollen. Wie relevant sollten Ihrer Meinung nach die folgenden Überlegungen, die sie bei ihrer Entscheidung angestellt haben könnte, sein?

Überlegungen:

a) Würde die Polizei uns verhaften, wenn wir bei der Befreiung der Hühner erwischt werden?

b) Wie würde die Tierschutzorganisation „Vier-Pfoten" handeln?

c) Würden wir Schlagzeilen in den lokalen und nationalen Nachrichten machen mit unserer Aktion und damit für unsere Organisation werben?

d) Profitieren wir durch diese Befreiungsaktion mehr als die von uns befreiten Tiere?

e) Ist es gesellschaftlich vertretbar, einzelnen Bauern zu schaden für das Wohl der Tiere?

		Reihung				
		1.	2.	3.	4.	5.
Überlegungen	a.)					
	b.)					
	c.)					
	d.)					
	e.)					

Übungsaufgabe 15

Der 13-jährige Familienschäferhund Rex muss eingeschläfert werden, da er schwer krank ist. Mama Doris und Papa Sigfried überlegen, ob sie den Kindern die Wahrheit sagen sollen oder ob sie eine Geschichte erfinden. Sie sind unsicher, wie sie entscheiden sollen. Wie relevant sollten Ihrer Meinung nach die folgenden Überlegungen, die sie bei ihrer Entscheidung angestellt haben könnten, sein?

Überlegungen:

a) Was wäre für die Kinder am besten?

b) Wäre es leichter für uns, eine Geschichte zu erfinden, als sich mit dem Tod auseinanderzusetzen?

c) Sind wir als Eltern nicht verpflichtet, unsere Kinder auf den Ernst des Lebens vorzubereiten?

d) Wie würden andere Familien dieses Problem lösen?

e) Würden die Kinder dahinter kommen, dass wir gelogen haben?

		Reihung				
		1.	2.	3.	4.	5.
Überlegungen	a.)					
	b.)					
	c.)					
	d.)					
	e.)					

Übungsaufgabe 16

Mandy hat im Zug ein neues IPhone gefunden, das ein Passagier vor ihr wohl vergessen hat. Ihr Handy ist nicht mehr das neueste und sie könnte gut ein neues gebrauchen, allerdings wäre das Diebstahl. Sie ist unsicher, wie sie reagieren soll. Wie relevant sollten Ihrer Meinung nach die folgenden Überlegungen, die sie bei ihrer Entscheidung angestellt haben könnte, sein?

Überlegungen:

a) Würden meine Freundinnen es nicht von mir erwarten, dass ich das neueste Handy habe?

b) Würde ich das IPhone dringender brauchen als irgendeine unbekannte Person?

c) Würde der Besitzer des IPhones mit einer App mit Suchfunktion dahinter kommen, dass ich sein Handy habe?

d) Ist es ein großer Verlust für die unbekannte Person, wenn ich ihr Handy behalte?

e) Müsste ich das Handy nicht eigentlich beim Fundamt oder der Polizei abgeben?

		Reihung				
		1.	2.	3.	4.	5.
Überlegungen	a.)					
	b.)					
	c.)					
	d.)					
	e.)					

Übungsaufgabe 17

Mutter Kathrin ist gerade einkaufen und schon spät dran, um die Kinder von der Schule abzuholen. Sie ist im Stress und fährt beim Ausparken das nebenstehende Auto an. Sie sieht, dass mehrere kleine Kratzer im fremden Auto sind und sie ist unsicher, wie sie reagieren soll. Wie relevant sollten Ihrer Meinung nach die folgenden Überlegungen, die sie bei ihrer Entscheidung angestellt haben könnte, sein?

Überlegungen:

a) Würden Passanten sie bei der Polizei anzeigen, wenn sie gesehen wurde?

b) Würde der/die AutofahrerIn des fremden Wagens sehr großen Ärger mit den Kratzern haben?

c) Ist man nicht verpflichtet, wenigstens eine Versicherungskarte unter den Scheibenwischer zu klemmen?

d) Fahren andere AutofahrerInnen bei so kleinen Unfällen nicht auch einfach weiter?

e) Könnte ich die Sache so aussehen lassen, dass der andere schuld war?

		Reihung				
		1.	2.	3.	4.	5.
Überlegungen	a.)					
	b.)					
	c.)					
	d.)					
	e.)					

Übungsaufgabe 18

Die kleine Suzanna hilft ihrer Oma beim Aufräumen der Wohnung. Auf einer Kommode fällt ihr eine Keksdose auf, in der sich sehr viel Kleingeld befindet. Als die Oma gerade nicht im Raum ist, überlegt sie, was sie tun soll. Wie relevant sollten Ihrer Meinung nach die folgenden Überlegungen, die sie bei ihrer Entscheidung angestellt haben könnte, sein?

Überlegungen:

a) Würde ich mir mit dem Kleingeld aus der Dose die neue „Wendy-Zeitschrift" kaufen können, die meine Mama mir nicht kauft?

b) Würde die Oma dahinter kommen, wenn ich etwas von dem Kleingeld aus der Dose nehme?

c) Würde ich der Oma damit schaden, wenn ein paar Euro in der Dose fehlen?

d) Eigentlich gehört es sich nicht, Geld von anderen Menschen zu nehmen, aber könnte ich nicht eine Ausnahme machen?

e) Wäre meine Oma sehr enttäuscht von mir, wenn ich das Geld nehme?

		Reihung				
		1.	2.	3.	4.	5.
Überlegungen	a.)					
	b.)					
	c.)					
	d.)					
	e.)					

Übungsaufgabe 19

Tante Marianne bestellt sehr gerne im Shopping-Channel. Gut, dass ihr Mann und sie eine Kreditkarte für Notfälle im Safe haben, denn gerade heute war wieder ein super innovativer Fensterreiniger im Set erhältlich, den sie unbedingt haben muss. Ihr Mann würde den Reiniger sicher nicht kaufen, wenn sie ihn fragen würde. Marianne ist unsicher, wie sie reagieren soll. Wie relevant sollten Ihrer Meinung nach die folgenden Überlegungen, die sie bei ihrer Entscheidung angestellt haben könnte, sein?

Überlegungen:

a) Würde meine Nachbarin diesen Fensterreiniger auch kaufen?

b) Würde mir der neue Fenstereiniger von Nutzen sein?

c) Müsste ich mir nicht vorher die Erlaubnis meines Mannes einholen, wenn ich die Kreditkarte für Notfälle benutzte?

d) Sollte ich eine solche Anschaffung als gute Ehefrau nicht vorher mit meinem Mann besprechen?

e) Ist es nicht ein Anzeichen für Probleme in der Beziehung, wenn ich mir überlege die Kreditkarte ohne Einverständnis meines Mannes zu benutzen?

		Reihung				
		1.	2.	3.	4.	5.
Überlegungen	a.)					
	b.)					
	c.)					
	d.)					
	e.)					

Übungsaufgabe 20

Die Schwestern Karen und Simone treten in Kürze das Erbe ihres wohlhabenden Stiefvaters an. Als Karen die Entrümpelung seines Hauses überwacht, fällt ihr ein Testament in die Hand. Darin steht geschrieben, dass ihre Schwester fast alles erben soll. Ihr Anteil hingegen wäre auf den Pflichtteil beschränkt. Das Testament scheint aber noch nicht von einem Notar beglaubigt zu sein und sie ist unsicher, wie sie reagieren soll. Wie relevant die folgenden Überlegungen von ihr sein?

Überlegungen:

a) Hätte mein Stiefvater es wirklich gewollt, dass ich weniger bekomme?

b) Würde ich meiner Schwester damit sehr schaden, wenn wir das Erbe gerecht aufteilen und nicht wie im Testament vorgesehen?

c) Würde meine Familie weiter mit mir Kontakt haben wollen, wenn sie erfahren würde, dass ich das echte Testament versteckt habe.

d) Darf ich es überhaupt vor meiner Familie geheim halten?

e) Könnte ich mit dem Erbe ein eigenes Haus für mich und meine Familie kaufen?

		Reihung				
		1.	2.	3.	4.	5.
Überlegungen	a.)					
	b.)					
	c.)					
	d.)					
	e.)					

6. Testsimulationen zum sozialen Entscheiden

Dieses Kapitel beinhaltet zwei vollständige Testsimulationen zum sozialen Entscheiden. Sie sollen als praktische Übungen für den Ablauf des Testverfahrens im MedAT gesehen.

Bitte beachten Sie, dass Sie innerhalb von 15 Minuten alle 10 Aufgaben einer Simulation bearbeitet haben müssen. Treffen Sie entsprechende Vorkehrungen, um dieses Zeitlimit zu simulieren. Versuchen Sie sich im Vorhinein nicht mit den Aufgaben der Testsimulationen zu beschäftigen. Achten Sie auf eine ruhige, störungsfreie Umgebung und schaffen Sie realitätsnahe Bedingungen.

Im MedAT 2015 wurde für jede, der Theorie entsprechende, korrekt gereihte Überlegung ein Punkt vergeben. Sie finden die dementsprechenden Musterlösungen für beide Testsimulationen im Anhang dieses Buches.

6.1 Testsimulation A

Aufgabe A1

Lukas ist Reporter bei einer auflagenstarken Tageszeitung. Im Rahmen seiner Recherchen findet er heraus, dass ein angesehener Politiker Verbindungen zum organisierten Verbrechen pflegt. Der Politiker ist allerdings auch für einen lang notwendigen politischen Umschwung verantwortlich und der Hoffnungsträger vieler Bürgerinnen und Bürger. Er ist die Ursache dafür, dass es im Land endlich wieder bergauf geht. Die Enthüllung seiner Verbindungen würde das Karriereende des Politikers bedeuten. Lukas ist sich nicht sicher wie er handeln soll. Wie relevant sollten Ihrer Meinung nach die folgenden Überlegungen, die er bei seiner Entscheidung angestellt haben könnte, sein?

Überlegungen:

a.) Müsste ich, durch diese Enthüllung über Mafiaverbindungen, mit Gefahr für mein Leben rechnen?

b.) Das Berufsbild des Reporters schreibt es mir vor, die Menschen mit Informationen zu versorgen. Ich dürfte mich doch von Gefahr nicht abschrecken lassen?

c.) Würde sich die Lage in meinem Land nicht generell verschlechtern, wenn ich die Geschichte veröffentliche?

d.) Die Story würde mir mit Sicherheit eine Beförderung einbringen, wenn nicht sogar eine Auszeichnung, oder?

e.) Politische Enthüllungen sind doch täglich in sämtlichen Medien zu sehen und nichts Besonderes mehr. Sind dafür die Zeitungen nicht da?

Aufgabe A2

Lucy hat ihrer Mutter versprochen ihr beim Aufräumen der Garage zu helfen. Lucy hasst es jedoch Ordnung zu halten und sucht verzweifelt nach einer Möglichkeit, dem zu entgehen. Plötzlich bekommt sie einen Anruf von ihrer Großmutter, die sie bittet, zu ihr auf eine Tasse Tee zu kommen. Lucy sieht darin ihre Chance, hat aber trotzdem Gewissensbisse. Wie relevant sollten Ihrer Meinung nach die folgenden Überlegungen von Lucy sein?

Überlegungen:

a.) Würde meine Oma sehr einsam sein, wenn ich ihr absage?

b.) Müsste ich mit Hausarrest rechnen, wenn ich jetzt einfach so verschwinde?

c.) Meine Mutter hat mich groß gezogen, für mich gesorgt und war immer für mich da. Ich kann doch jetzt nicht einfach so abhauen, oder?

d.) Ob meine Großmutter wohl auch ihren leckeren Schokoladekuchen im Haus hat?

e.) Mama würde an meiner Stelle doch auch sofort zu Oma gehen, oder?

Aufgabe A3

Johanna ist Leiterin einer geheimen, staatlichen Verfassungsschutzbehörde. Ein neues Computersystem namens „Overwatch" würde es ermöglichen, alle Haushalte flächendeckend zu überwachen. Telefon, Internet, ja sogar das Radio könnte für die Überwachung eingesetzt werden. Johanna versucht das Für und Wider für den Einsatz der flächendeckenden Überwachung abzuwägen. Wie relevant sollten Ihrer Meinung nach die folgenden Überlegungen sein, die Johanna während ihres Entscheidungsprozesses tätigt?

Überlegungen:

a.) Könnten wir damit endlich effektiv den Terrorismus bekämpfen und der Bevölkerung die Angst nehmen, die er verursacht?

b.) Dafür ist doch meine Behörde da. Dafür sind wir doch erst überhaupt gegründet worden, richtig?

c.) Wenn jemand von der Presse das mitbekommt oder wenn einer meiner MitarbeiterInnen damit an die Öffentlichkeit geht, sind wir erledigt.

d.) Endlich könnten wir wirkungsvoll gegen diese radikalen Terroristen vorgehen.

e.) Die NSA macht das doch schon seit Jahrzehnten.

Aufgabe A4

Sie sind SachbearbeiterIn bei einer Jugendbehörde, die bei Streitfällen in der Familie vermitteln soll. In einem herzzerreißenden Gespräch gesteht Ihnen die achtjährige Tochter einer von Ihnen betreuten Familie, dass sie seit langem schon von ihrem Vater geschlagen wird. Sie bittet Sie aber, davon nichts ihren Eltern zu erzählen, weil sie nicht will, dass ihre Familie deswegen in Schwierigkeiten kommt. Sie sind erstmal ratlos und überlegen, was Sie nun tun könnten. Ordnen Sie folgende Überlegungen der Wichtigkeit nach.

Überlegungen:

a.) Meine Zweifel sind doch lächerlich. In meiner Dienstvorschrift steht klar, was ich nun zu tun habe. Ich müsste den Vater doch anzeigen, oder?

b.) Ich würde doch heute nicht in Ruhe schlafen können, wenn ich in dem Fall nichts mache.

c.) Sollte ich mir den Rat meiner Abteilungskollegin einholen?

d.) Ist die Angst des Mädchens vor dem Zusammenbrechen der Familie denn schlimmer, als die Angst, vom eigenen Vater geschlagen zu werden?

e.) Könnte ich mir durch mein Stillschweigen das Vertrauen des Kindes sichern und so weitere Informationen über die Familie bekommen?

Aufgabe A5

Ernst ist Polizist und sieht nun zum dritten Mal, wie ein von ihm verhafteter, amtsbekannter Gewaltstraftäter auf Bewährung davon kommt. Ernst ist frustriert und überlegt, ob er bei seiner, mit Sicherheit folgenden, nächsten Verhaftung seinen Schlagstock zum Einsatz bringen sollte. Dies würde zumindest einen „bleibenden" Eindruck bei ihm hinterlassen. Ordnen Sie die folgenden Überlegungen von Ernst der Wichtigkeit nach.

Überlegungen:

a.) Würde im Dienst nicht ich die Macht und damit das Recht über ihn haben?

b.) Wenn er Leute verletzt, dann darf ich ihn doch auch verletzen oder?

c.) Würde mein Berufsstand mir nicht ein derartiges Handeln verbieten?

d.) Würde ihn eine ordentliche Tracht Prügel nicht wieder auf den rechten Pfad bringen können und aus ihm einen anständigen Bürger machen?

e.) Könnte ich meinen Partner fragen, ob er dabei mitmacht?

Aufgabe A6

Clemens ist mit dem Auto auf dem Weg zu einem wichtigen Vorstellungstermin. Der Verkehr in der Innenstadt war dermaßen chaotisch, dass er wohl mit einer satten Verspätung eintreffen wird. Leider ist der kommende Autobahnabschnitt aufgrund angrenzender Wohngebiete als Lärmschutzzone markiert und damit ist die zulässige Höchstgeschwindigkeit mit 100 km/h limitiert. Er überlegt sich, ob er nicht diesmal, entgegen seiner normalen Angewohnheit sich an alle Tempolimits zu halten, schneller fahren soll. Ordnen Sie die folgenden Überlegungen von Clemens der Wichtigkeit nach.

Überlegungen:

a.) Halten sich die anderen AutofahrerInnen auf diesen Streckenabschnitt überhaupt an die Geschwindigkeitsbegrenzung?

b.) Würde ich das wollen, wenn kleine Kinder oder Babys wegen meiner Raserei aus ihrem Schlaf gerissen werden?

c.) Gibt es auf der Autobahn nicht immens hohe Strafen für das Schnellfahren?

d.) Wie viel Zeit ich mir wohl sparen würde, wenn ich doppelt so schnell fahre?

e.) Ich fahre normalerweise nie schneller als vorgeschrieben. Sollte ich das gerade machen?

Aufgabe A7

Heiko wird zum dritten Mal in diesem Jahr aufgrund seines auffälligen Aussehens von einer Jugendgang krankenhausreif geschlagen. Er ist am Boden zerstört und überlegt sich, was er machen könnte, um dies in Zukunft zu vermeiden. Da sieht er plötzlich im Internet eine Anzeige, dass ein neuer Karateclub in seiner Umgebung eröffnet hat. Versuchen Sie folgende Überlegungen von Heiko in eine Rangreihe zu bringen.

Überlegungen:

a.) Auge um Auge, Zahn um Zahn! Endlich könnte ich durch das Training stärker werden und den Spieß umdrehen.

b.) Würde ich dann zusätzlich nicht auch im Karatetraining von den anderen SchülerInnen verprügelt werden?

c.) Ist es für einen Karateschüler nicht am wichtigsten, den Lehren des Karate zu folgen und Auseinandersetzungen zu vermeiden?

d.) Lautet ein Spruch nicht "Was du willst, dass man dir nicht tut, das füge auch niemand andern zu!"?

e.) Wäre es nicht zu gefährlich für meine Peiniger, wenn ich meine Karatekünste an ihnen ausprobieren würde? Sie könnten immerhin wirklich verletzt werden.

Aufgabe A8

Gerhard und Harald sind junge Rekruten beim Militär. Eines Nachts bemerkt Gerhard, wie Harald sich heimlich auf den Exerzierplatz seiner Kompanie schleicht und die dort gehisste Nationalfahne mit seiner eigenen schmutzigen Unterwäsche austauscht. Der zuständige Ausbilder dreht am nächsten Morgen fast durch und lässt die ganze Kompanie vor der neuen „Fahne“ antreten. Er droht damit, die komplette Einheit mit einer empfindlichen Ausgangssperre und Strafdiensten zu bestrafen, wenn der Verantwortliche sich nicht meldet. Gerhard ist sich unsicher, was er machen soll. Reihen Sie folgende Überlegungen von Gerhard der Wichtigkeit nach.

Überlegungen:

a.) Verräter werden von den anderen Rekruten nicht gerade zimperlich behandelt. Würden sie mich trotzdem hassen, obwohl ich ihnen eigentlich mit meinem Verrat helfe?

b.) Wäre mir das Stillschweigen wirklich eine Ausgangssperre wert?

c.) Wir Rekruten sitzen hier doch alle im selben Boot. Ich dürfte ihn deshalb doch nie verraten, oder?

d.) Müsste ich als Soldat nicht Befehle befolgen und ihn ausliefern?

e.) Ich kann doch nicht zulassen, dass meine ganze Kompanie wegen Harald leidet. Müsste ich ihn nicht deshalb verraten?

Aufgabe A9

Anita ist Ärztin und praktizierende Homöopathin und war immer überzeugt von ihrer sanften, alternativen Behandlungsmethode. Sie hat sich mittlerweile ein ansehnliches und auch äußerst lukratives Geschäft aufgebaut und versorgt in etwa einhundert PatientInnen mit homöopathischen Arzneimitteln. Als ihr Sohn, ein angehende Biologiestudent, ihr aber erzählt, dass die naturwissenschaftliche Grundlage der Homöopathie quasi nicht existent ist, beginnt sie zu zweifeln und recherchiert selbst. Sie steht nun an einem Wendepunkt in ihrer Karriere als Homöopathin und überlegt, wie sie weiter vorgehen soll. Ordnen Sie die folgenden Überlegungen von Anita ihrer Wichtigkeit nach.

Überlegungen:

a.) Könnte ich mir unangenehme Gespräche über die Homöopathie ersparen, wenn ich meinen Sohn dazu überrede Jura zu studieren?

b.) Würde ich durch meine falschen Behauptungen bezüglich der Wirksamkeit der Arzneien nicht auch gegen den hippokratischen Eid verstoßen?

c.) Würde mein Sohn denn überhaupt wollen, dass ich die Homöopathie sein lasse? Dies könnte dazu führen, dass ich ihm das Studium nicht finanzieren kann.

d.) Ich würde doch alle meine PatientInnen verlieren, wenn ich selbst Zweifel daran habe.

e.) Müsste ich meine PatientInnen nicht über die zweifelhaften Grundlagen der Homöopathie aufklären, weil man doch wenigstens seiner/m ArztIn vertrauen können sollte?

Aufgabe A10

Harald ist Führungsmitglied einer rechtspopulistischen Partei. Er sieht in den Nachrichten, dass nun zum ersten Mal ein Moslem zum Bürgermeister von London gewählt worden ist. Er überlegt, wie er die Situation für Parteizwecke verwenden könnte. Nach 2 Sekunden des Nachdenkens fällt ihm folgender Slogan für eine aussagekräftige Pressemitteilung ein: „Eine Frage der Zeit, bis dies auch bei uns kommt, wenn wir die Zuwanderungen nicht schnellstens einbremsen!" Er ist sich nun ein bisschen unsicher, ob er die Mitteilung veröffentlichen soll. Bringen Sie seine Überlegungen der Wichtigkeit nach in eine Reihe.

Überlegungen:

a.) Würde ich diese Wahl nicht einfach akzeptieren müssen, weil sie vom Volk ausgegangen ist?

b.) Gibt es nicht Parteiregeln, die derartige Mitteilungen reglementieren?

c.) Würde ich meine MitbürgerInnen nicht mit derartigen Aussagen aufhetzen und die instabile Lage in unserem Land weiter fördern? Ist dies wirklich mein Ziel?

d.) Könnten die politischen Feinde meiner Partei diese Mitteilung gegen mich verwenden?

e.) Was würde meine Parteiobfrau in dieser Angelegenheit machen?

6.2 Testsimulation B

Aufgabe B1

Ein Techniker eines großen Automobilherstellers entdeckt bei routinemäßigen Überprüfungen einiger Fahrzeuge eine Unstimmigkeit in den Abgaswerten. Anscheinend stoßen die Fahrzeuge deutlich mehr CO2 aus als vom Hersteller angegeben wird. Der Techniker erkennt den Ernst der Lage und wendet sich an seine Vorgesetzten, um die Sache zu melden. Diese wimmeln ihn allerdings ab und eine Woche später wird er wegen angeblichen Einsparungen gekündigt. Der Techniker ist überzeugt, dass er wegen seiner Entdeckung gekündigt worden ist. Er ist wütend und unsicher was, er nun tun soll. Reihen Sie seine folgenden Überlegungen der Wichtigkeit nach.

Überlegungen:

a.) Ist es nicht absolut gesundheitsgefährdend, wenn flächendeckend Fahrzeuge zu viele Abgase ausstoßen?

b.) Wie wohl meine ArbeitskollegInnen in meiner Situation handeln würden?

c.) Müsste der Konzern sich nicht wie alle anderen an die geltenden Abgasvorschriften halten? Warum sollte gerade hier eine Ausnahme gemacht werden?

d.) Der Konzern hat enormen Einfluss. Ich könnte mein Leben lang keinen Job mehr in der Branche bekommen, wenn ich mich mit ihm anlege.

e.) Ich könnte mich doch wunderbar am Konzern rächen, wenn ich die Informationen an die Presse bringe?

Aufgabe B2

Silvia und Christine sind Freunde seit Kindheitstagen. Eines Tages erzählt Silvia, dass sie ihren Ehemann mit einem anderen, ebenso verheirateten Mann, betrügt. Christine, die auch mit Silvias Mann gut befreundet ist, hat Gewissensbisse, die Sache für sich zu behalten. Versuchen Sie die folgenden Überlegungen von Christine ihrer Wichtigkeit nach zu reihen.

Überlegungen:

a.) Wäre Ehrlichkeit nicht das Wichtigste in einer Ehe und der Grund dafür überhaupt zu heiraten?

b.) Würde ich die Freundschaft zu Silva gefährden, wenn ich ihren Betrug verrate?

c.) Könnte ich die Zuneigung ihres Mannes vielleicht gewinnen, wenn er sich von ihr scheiden lässt?

d.) So etwas sollte man doch nicht machen, wenn man verheiratet ist.

e.) Es ist für Freundinnen am wichtigsten, bei solchen Sachen zusammen zu halten, oder?

Aufgabe B3

Hans ist katholischer Priester und seit Jahren in einer kleinen Gemeinde am Land tätig. Eines Tages kommt ein aufgelöster Vater zu ihm in den Beichtstuhl und bittet um Vergebung für seine Sünden. Er gesteht ihm den Mord an seiner Frau und dessen Geliebten. Hans ist verwirrt, was er nun tun soll. Er versucht seine Gedanken zu ordnen. Reihen Sie die folgenden Überlegungen von Hans der Wichtigkeit nach.

Überlegungen:

a.) Er hat sich mir anvertraut. Ich müsste seinen Erwartungen doch gerecht werden und Stillschweigen über die Sache bewahren, oder?

b.) Verbietet es mein Schweigegelübde nicht, dass ich anderen Personen von den Beichten meiner Gemeindemitglieder erzähle?

c.) Müsste ich nicht der Polizei von seinem Verbrechen erzählen, um zu verhindern, dass er weitere Morde begeht?

d.) Vielleicht könnte ich ihn davon überzeugen, nun öfter in die Kirche zu gehen, um an meinem Gottesdienst teilzunehmen?

e.) Könnte ich dafür strafrechtlich belangt werden? Ich hab immerhin davon gewusst.

Aufgabe B4

Ein neues Smartphone ist auf dem Markt und heißbegehrt unter den Jugendlichen in Hannas Clique. Hanna hebt all ihr Geld von ihrem Sparkonto ab und macht sich auf dem Weg zum Elektrofachmarkt. Dort angekommen bemerkt sie, dass nur ein einziges Modell des neuen Telefons mehr übrig ist. Plötzlich huscht ihre kleine Schwester mit einem fiesen Grinsen im Gesicht an ihr vorbei und nimmt sich das letzte Smartphone. Hanna ist wütend und überlegt sich, ob sie ihrer Schwester das Telefon nicht einfach aus der Hand reißen sollte. Ordnen Sie die Überlegungen von Hanna der Wichtigkeit nach.

Überlegungen:

a.) Würde ich nicht das Recht haben, es ihr einfach so wegzunehmen, weil ich älter bin als sie?

b.) Würde ich das Handy denn nicht unbedingt brauchen, um „trendy" zu bleiben?

c.) Würde die Kleine an meiner Stelle nicht genau gleich handeln?

d.) Sollten Geschwister nicht eher aufeinander aufpassen anstatt sich gegenseitig so zu behandeln?

e.) Es würde wohl zu einen ziemlichen Tumult und Aufruhr kommen, wenn ich meiner Schwester das Telefon wegnehme. Will ich so etwas überhaupt?

Aufgabe B5

Sie fahren auf der Autobahn und werden plötzlich von der Überholspur von einem anderen Fahrzeug geschnitten. Als Sie hinüber blicken, sehen Sie, dass die junge Fahrerin anscheinend gerade mit dem Handy telefoniert. Sie sind außer sich vor Aufregungen und überlegen tatsächlich, der Fahrerin eine Lektion zu erteilen und sie zu rammen. Ordnen Sie folgende Überlegungen der Wichtigkeit nach.

Überlegungen:

a.) Mit der Straßenverkehrsordnung würde dies wahrscheinlich nicht einhergehen, oder?

b.) Wenn ich sie ramme, könnte sie nie wieder die Verkehrssicherheit und somit das Leben anderer gefährden können.

c.) Was, wenn ich bei dem Manöver selbst verletzt werde?

d.) Was wohl meine Frau in der Situation von mir erwarten würde?

e.) Es wäre wohl eine ziemliche Genugtuung für mich, wenn ich ihr eine Lektion erteile.

Aufgabe B6

Jürgen ist Philosophielehrer der achten Klasse und schon seit längerem unzufrieden mit seinem Job. Besonders die mangelnde Disziplin der heutigen Jugendlichen ist ihm ein Dorn im Auge. Während dem Unterricht wagt es doch tatsächlich ein Schüler ihn persönlich zu beleidigen. Er würde ihm am liebsten eine Ohrfeige dafür geben. Jürgen versucht aber ruhig zu bleiben und rational und gelassen auf diese Beleidigung zu reagieren. Ordnen Sie die folgenden Überlegungen von Jürgen der Wichtigkeit nach.

Überlegungen:

a.) Ich hätte doch auch das Recht ihn zu beleidigen, wenn er mich zuvor beleidigt hat, oder?

b.) Ist es nicht für einen Lehrer am wichtigsten, die Anerkennung seiner Schüler zu bewahren?

c.) Ich bin doch hier der Erwachsene! Müssten die Kinder nicht Respekt vor mir haben?

d.) Wäre eine Ohrfeige nicht übertrieben? Wie würde es dem Schüler bzw. der ganzen Klasse danach gehen?

e.) Ruhe und Erhabenheit ist die Pflicht eines jeden Lehrers bzw. jeder Lehrerin.

Aufgabe B7

Lisa ist Leiterin eines kleinen Werkzeugladens. Seit einigen Monaten hat sie einen neuen Mitarbeiter eingestellt, der jedoch mit den übertragenen Aufgaben gar nicht zurechtkommt. Ständig fehlt Geld in der Kassa, die Waren sind nicht richtig eingeordnet und letzte Woche hat er sogar vergessen, dass Geschäft am Abend zuzusperren. Mehrere Gespräche mit ihm blieben anscheinend wirkungslos. Sie weiß, dass er vor seinem jetzigen Job eine lange Zeit arbeitslos war und für diese Gelegenheit sehr dankbar ist. Trotzdem muss sich Lisa nun Gedanken darüber machen, ob sie ihn nicht sofort kündigt. Ordnen Sie die folgenden Überlegungen von Lisa ihrer Wichtigkeit nach.

Überlegungen:

a.) Wäre ein solcher Mitarbeiter nicht eine Gefahr für den Fortbestand meines Betriebes und damit auch für die Arbeitsplätze meiner anderen MitarbeiterInnen?

b.) Könnte ich ihn noch mit einer Verwarnung davon kommen lassen, wenn er mir dafür verspricht, seine Anstrengungen zu verdoppeln?

c.) Würde die vertraglich vereinbarte Kündigungsfrist dies nicht verhindern?

d.) Was würden meine anderen MitarbeiterInnen von mir erwarten?

e.) Würde seine Kündigung nicht zu Ärger mit der restlichen Belegschaft führen?

Aufgabe B8

Kaum in Italien angekommen werden Boris und seine Gruppe von Pfadfindern Zeugen eines Überfalls. Der Räuber, ein großer, stämmiger Südländer versucht einer alten Frau die Handtasche zu stehlen. Voller Aufregung läuft Boris auf die beiden zu - leider jedoch ohne Plan, was er nun überhaupt tun sollte, wenn er sie erreicht. Folgende Überlegungen gehen Boris gerade durch den Kopf. Ordnen Sie sie der Wichtigkeit nach an.

Überlegungen:

a.) Ich darf die alte Frau jetzt nicht im Stich lassen. Würde sie denn nicht auf meine Hilfe zählen?

b.) Ich hatte schon einmal klügere Ideen. Würde mich der Typ nicht einfach niederschlagen können?

c.) Lautet die 3te Regel des Pfadfinderehrenkodex nicht „Beschütze die Unschuldigen“?

d.) Ob ich wohl als großer Held dastehen würde, wenn ich das hier irgendwie überstehe?

e.) Müssten die Leute denn nicht gegenseitig mehr aufeinander aufpassen, um diese Welt sicherer zu machen? Wieso laufe ich eigentlich allein auf den Typen zu?

Aufgabe B9

Katharina ist Anwaltsgehilfin bei einer großen, international tätigen Kanzlei. Sie hat hart für ihre Position gearbeitet und ist stolz, Teil eines so erfolgreichen Unternehmens zu sein. Als sie eines Abends im Archiv in alten Akten stöbert, fallen ihr auffällige Kontobewegungen auf einem Bankkonto auf, welches dem Chef der Anwaltskanzlei gehört. Sie traut ihren Augen nicht, sie hält handfeste Beweise in der Hand, dass ihr Boss in moderne Sklavengeschäfte verwickelt ist. Sie ist ängstlich und verwirrt und unsicher, was sie nun zu tun hat. Bringen Sie die folgenden Überlegungen der Wichtigkeit nach in eine Reihenfolge.

Überlegungen:

a.) Würde die Chefetage mich nicht sofort kündigen, wenn ich sie darauf anspreche?

b.) Würde ich meinem Chef mit den Informationen nicht eine schöne Gehaltserhöhung entlocken können?

c.) Was würde mein Chef von mir erwarten?

d.) Ist Sklaverei nicht menschenunwürdig? Sollte denn jemand gegen seinen Willen zur Arbeit gezwungen werden?

e.) Würde mein Dienstvertrag nicht auch eine Stillschweigeklausel enthalten, die mich hier zu Diskretion zwingt?

Aufgabe B10

Gustav ist König eines kleinen Landes in Zentralafrika. Schon lange sind ihm die beiden Nachbarstaaten mit ihren reichen Bodenschätzen ein Dorn im Auge. Seit Jahren hat er das gesamte Budget seines Staates in Rüstung und das Militär fließen lassen. Nun endlich würde er bereit sein, eine Invasion gegen beide Länder zu starten und stellt folgende Überlegungen dazu an. Ordnen Sie Gustavs Gedanken der Wichtigkeit nach.

Überlegungen:

a.) Würde mein Land nicht das stärkste der drei Länder sein und damit das Recht besitzen, die anderen zu okkupieren?

b.) Würde ich die Invasion stoppen, wenn mir die beiden Länder regelmäßigen Tribut bezahlen?

c.) Würden die BewohnerInnen der beiden Nachbarländer denn nicht lieber unter einem starken Herrscher leben wollen?

d.) Würde ich durch einen Angriffskrieg nicht gegen das UN-Recht verstoßen?

e.) Würden meine Untertanen nicht auch einen Krieg haben wollen?

7. Referenzen und Literaturempfehlungen

Beck, K., (2004). Role requirements and moral segmentation - an empirical perspecitve on the basis of moral education. In K. Beck & K. Breuer (Hrsg.). Universität Mainz: Lehrstuhl für Wirtschaftspädagogik.

Gilligan, C. & Attanucci, J., (1988). Two Moral Orientations : Gender Differences and Similarities. Merrill-Palmer, 34(3), 223–237.

Kohlberg, Colby & A, (2008). The Measurement of Moral Judgment. New York, Cambridge University Press, 1984, 111.

Kohlberg, L., (1976a). Moral development and behavior: Theory, research and social issues, New York: Holt, Rinehart & Winston.

Kohlberg, L., (1976b). Moral Stages and Moralization. Moral Development and Behavior: Theory, Research and Social Issues, 31–53.

Kohlberg, L., (1969). Stage and sequence: The cognitive-developmental approach to socialization. In Handbook of socialization: Theory and research. 347–480.

Kohlberg, L., (1971). Stages of Moral Development. Moral education, 70, 23–92.

Milgram, S., (1963). Behavioral Study of Obedience. Journal of abnormal psychology, 67(4), 371–378.

Piaget, J., (1948). The moral judgment of the child., New York, NY, US: Free Press.

Schläfli, A., (1986). Förderung der sozial-moralischen Kompetenz: Evaluation, Curriculum und Durchführung von

Interventionsstudien, Frankfurt/M.: Lang.

Stocké, V., (2004). Susceptibility to Social Desirability Bias - A Comparison of Predictions from Rational Choice Theory and the Model of Frame-Selection. Zeitschrift für Soziologie, 33(August), 303–320.

Trautner, H.M., (1997). Lehrbuch der Entwicklungspsychologie, Bd. 2: Theorien und Befunde, Göttingen: Hogrefe.

8. Anhang

8.1 Lösungen zu den Übungsbeispielen aus Kapitel 5

Beispiel 1		Reihung				
		1.	2.	3.	4.	5.
Überlegungen	a.)					X
	b.)		X			
	c.)			X		
	d.)				X	
	e.)	X				

Beispiel 2		Reihung				
		1.	2.	3.	4.	5.
Überlegungen	a.)	X				
	b.)				X	
	c.)			X		
	d.)		X			
	e.)					X

Beispiel 3		Reihung				
		1.	2.	3.	4.	5.
Überlegungen	a.)				X	
	b.)					X
	c.)			X		
	d.)	X				
	e.)		X			

Beispiel 4		Reihung				
		1.	2.	3.	4.	5.
Überlegungen	a.)				X	
	b.)					X
	c.)			X		
	d.)	X				
	e.)		X			

Beispiel 5		Reihung				
		1.	2.	3.	4.	5.
Überlegungen	a.)					X
	b.)				X	
	c.)			X		
	d.)		X			
	e.)	X				

Beispiel 6		Reihung				
		1.	2.	3.	4.	5.
Überlegungen	a.)			X		
	b.)				X	
	c.)					X
	d.)		X			
	e.)	X				

Beispiel 7		Reihung				
		1.	2.	3.	4.	5.
Überlegungen	a.)					X
	b.)				X	
	c.)	X				
	d.)		X			
	e.)			X		

Beispiel 8		Reihung				
		1.	2.	3.	4.	5.
Überlegungen	a.)	X				
	b.)				X	
	c.)		X			
	d.)			X		
	e.)					X

Beispiel 9		Reihung				
		1.	2.	3.	4.	5.
Überlegungen	a.)			X		
	b.)				X	
	c.)					X
	d.)	X				
	e.)		X			

Beispiel 10		Reihung				
		1.	2.	3.	4.	5.
Überlegungen	a.)					X
	b.)		X			
	c.)				X	
	d.)			X		
	e.)	X				

Beispiel 11		Reihung				
		1.	2.	3.	4.	5.
Überlegungen	a.)			X		
	b.)				X	
	c.)					X
	d.)		X			
	e.)	X				

Beispiel 12		Reihung				
		1.	2.	3.	4.	5.
Überlegungen	a.)	X				
	b.)			X		
	c.)				X	
	d.)		X			
	e.)					X

Beispiel 13		Reihung				
		1.	2.	3.	4.	5.
Überlegungen	a.)					X
	b.)				X	
	c.)			X		
	d.)		X			
	e.)	X				

Beispiel 14		Reihung				
		1.	2.	3.	4.	5.
Überlegungen	a.)					X
	b.)			X		
	c.)				X	
	d.)	X				
	e.)		X			

Beispiel 15		Reihung				
		1.	2.	3.	4.	5.
Überlegungen	a.)	X				
	b.)				X	
	c.)		X			
	d.)			X		
	e.)					X

Beispiel 16		Reihung				
		1.	2.	3.	4.	5.
Überlegungen	a.)			X		
	b.)				X	
	c.)					X
	d.)	X				
	e.)		X			

Beispiel 17		Reihung				
		1.	2.	3.	4.	5.
Überlegungen	a.)					X
	b.)	X				
	c.)		X			
	d.)			X		
	e.)				X	

Beispiel 18		Reihung				
		1.	2.	3.	4.	5.
Überlegungen	a.)				X	
	b.)					X
	c.)	X				
	d.)		X			
	e.)			X		

Beispiel 19		Reihung				
		1.	2.	3.	4.	5.
Überlegungen	a.)			X		
	b.)				X	
	c.)					X
	d.)		X			
	e.)	X				

Beispiel 20		Reihung				
		1.	2.	3.	4.	5.
Überlegungen	a.)			X		
	b.)	X				
	c.)					X
	d.)		X			
	e.)				X	

8.2.1 Antwortbogen zu Testsimulation A

		1	2	3	4	5			1	2	3	4	5
	A							A					
	B							B					
A1	C						A2	C					
	D							D					
	E							E					
	A							A					
	B							B					
A3	C						A4	C					
	D							D					
	E							E					
	A							A					
	B							B					
A5	C						A6	C					
	D							D					
	E							E					
	A							A					
	B							B					
A7	C						A8	C					
	D							D					
	E							E					
	A							A					
	B							B					
A9	C						A10	C					
	D							D					
	E							E					

8.2.1 Antwortbogen zu Testsimulation B

		1	2	3	4	5			1	2	3	4	5
	A							A					
	B							B					
B1	C						B2	C					
	D							D					
	E							E					
	A							A					
	B							B					
A3	C						A4	C					
	D							D					
	E							E					
	A							A					
	B							B					
A5	C						A6	C					
	D							D					
	E							E					
	A							A					
	B							B					
A7	C						A8	C					
	D							D					
	E							E					
	A							A					
	B							B					
A9	C						A10	C					
	D							D					
	E							E					

8.3 Musterlösungen zu den Testsimulationen

8.3.1 Lösungen zur Testsimulation A

		1	2	3	4	5			1	2	3	4	5
	A					X		A	X				
	B		X					B					X
A1	C	X					A2	C		X			
	D				X			D				X	
	E			X				E			X		
	A	X						A		X			
	B		X					B					X
A3	C					X	A4	C			X		
	D				X			D	X				
	E			X				E				X	
	A					X		A			X		
	B				X			B	X				
A5	C		X				A6	C					X
	D	X						D				X	
	E			X				E		X			
	A				X			A					X
	B					X		B				X	
A7	C		X				A8	C			X		
	D			X				D		X			
	E	X						E	X				
	A				X			A	X				
	B		X					B			X		
A9	C			X			A10	C		X			
	D					X		D					X
	E	X						E				X	

8.3.2 Lösungen zur Testsimulation B

		1	2	3	4	5			1	2	3	4	5
	A	X						A	X				
	B			X				B					X
B1	C		X				B2	C				X	
	D					X		D		X			
	E				X			E			X		
	A			X				A					X
	B		X					B				X	
B3	C	X					B4	C			X		
	D				X			D		X			
	E					X		E	X				
	A		X					A				X	
	B	X						B			X		
B5	C					X	B6	C					X
	D			X				D	X				
	E				X			E		X			
	A	X						A			X		
	B				X			B					X
B7	C		X				B8	C		X			
	D			X				D				X	
	E					X		E	X				
	A					X		A					X
	B				X			B				X	
B9	C			X			B10	C	X				
	D	X						D		X			
	E		X					E			X		

10491834R00059

Printed in Germany
by Amazon Distribution
GmbH, Leipzig